YIXUE YINGXIANG JIANCHA YU ZHENDUAN DE LIN

医学影像检查与诊断的临床应用

刘吉刚　主编

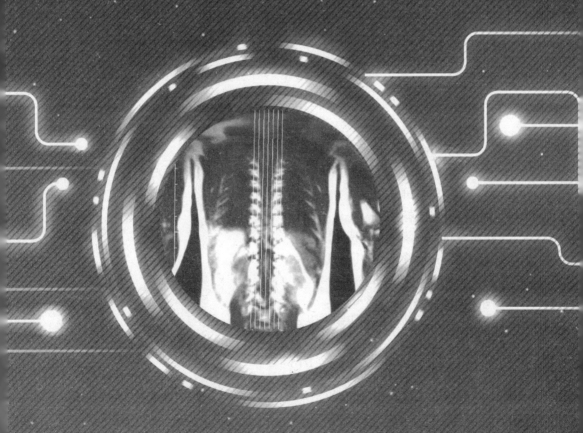

内蒙古科学技术出版社

图书在版编目（CIP）数据

医学影像检查与诊断的临床应用 / 刘吉刚主编. —
赤峰：内蒙古科学技术出版社，2019.4（2022.1重印）
ISBN 978-7-5380-3080-8

Ⅰ.①医… Ⅱ.①刘… Ⅲ.①影象诊断 Ⅳ.
①R445

中国版本图书馆CIP数据核字（2019）第070156号

医学影像检查与诊断的临床应用

作　　者：刘吉刚
责任编辑：马洪利
封面设计：天顿图书
出版发行：内蒙古科学技术出版社
地　　址：赤峰市红山区哈达街南一段4号
网　　址：www.nm-kj.cn
邮购电话：0476-5888903
印　　刷：三河市华东印刷有限公司
字　　数：182千
开　　本：720mm×1000mm　1/16
印　　张：9.625
版　　次：2019年4月第1版
印　　次：2022年1月第3次印刷
书　　号：ISBN 978-7-5380-3080-8
定　　价：58.00元

前　言

随着科学技术的快速发展,医学影像检查技术也在不断进步。CT与X线诊断技术作为临床医生必备的诊断技能,也需要不断地更新。因此作者特编写了此书。

本书在编写过程中参考了大量的国内外相关文献,同时结合作者多年来宝贵的临床经验,较为系统、全面地介绍了临床常见疾病的CT或X线诊断技巧,重点突出了肺部和骨关节疾病CT和(或)X线检查的内容。本书精选了临床常见疾病典型的X线及CT图片,图文并茂,内容新颖,实用性强,适于医学院校师生、影像科医生阅读与参考。

因编写时间有限,遗漏或不足之处在所难免,在此恳请各位专家、医学界同仁批评指正,以便今后再版时修正完善。

目　　录

第一章 肺部疾病的 X 线诊断

第一节 肺不张

一、概述

肺不张表示肺的充气减少且体积缩小,可为部分或完全无气。

1.肺不张的分类

(1)国内荣独山根据病因把它分为:①无力性肺不张;②阻塞性肺不张;③外压性肺不张;④约制性肺不张。

(2)美国 James.C.Reed 将其归纳分为:①阻塞性肺不张;②压迫性肺不张;③被动性肺不张;④瘢痕性肺不张;⑤粘连性肺不张。其中,②③相当于国内的外压性肺不张,④相当于约制性肺不张。

2.肺不张的基本 X 线征象和特殊 X 线征象

(1)基本 X 线征象:①体积缩小、密度增高;②肺血管聚集;③叶间裂移位;④膈肌升高;⑤肺门移位;⑥肋骨聚拢;⑦健侧肺代偿性肺气肿;⑧纵隔移位;⑨心脏旋转;⑩支气管重新排列。

(2)特殊 X 线征象:①"S"征及波浪征,见于右上叶肺癌及其他叶肺癌。②"铗"征,肺门部肿块及左上叶不张的侧位像。因类似于斜看或侧观的铜铗而命名。③"芭足"征,右中叶近端相对向前上膨隆(系肿瘤),其远端移行细长(系不张的肺组织),并投影于前心膈角,构形如芭蕾舞足。④主动脉结顶征、平腰征、心后三角征、血管结节征,主动脉结顶征于左上纵隔呈现一垂直锐利边缘,将主动脉顶轮廓掩盖;平腰征是由于心脏向左旋转所致;心后三角征是左侧斜裂于心后投影所致。以上三征象均为左下叶不张的特殊表现。血管结节征见于舌段动脉沿左心缘旁水平走行,部分亚段血管支沿心缘旁出现 3～5 个血管扭结影,提示儿童左下叶肺不张。⑤肺尖空气帽与 Luftsichel 征,前者见于上肺致密阴影上方肺尖区或上外方新月形透亮区,后者见于致密阴影与纵隔椎旁间呈半月形透亮影。两者均为左上叶不张下叶背段过度充气介入所致。两征象可以并存(图 1-1-1)。⑥薄饼征,是左上叶不张在胸侧位片的表现。右中上叶不张亦可有类似表现(图 1-1-2)。⑦膈上尖峰征,右膈上提并出现尖峰,可能是肺下韧带牵拉的结果,通常当作右上叶不张的征象(图 1-1-3)。⑧右上三角征,系前纵隔右移形成。表现右上纵隔旁,底向上、尖端指向肺门的三角形阴影。为右下叶或右中下叶不张的重要征象。⑨鸟翼征,右侧水平裂向内上,斜裂上段向前上收缩,在侧位片呈现该征,为右上叶不张的征象。⑩标记物移位,即动态观察肺内的钙化灶位置移动。

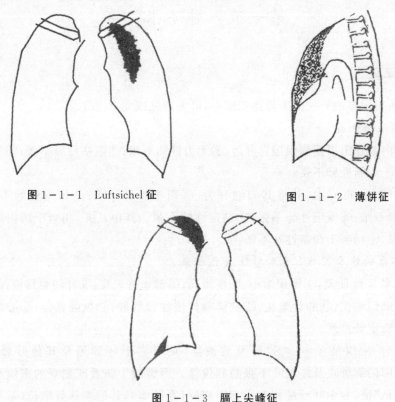

图 1-1-1　Luftsichel 征　　　　　图 1-1-2　薄饼征

图 1-1-3　膈上尖峰征

二、无力性肺不张

本病多见于未成熟的胎儿。

(一)病因病理

正常胎儿出生时可有部分肺泡未充气,而在以后的几天内逐渐膨胀。如果胎儿在生后因呼吸无力而肺部有较多的肺泡不能充气就造成肺不张。病理为散在的小叶性不张,可涉及肺段、肺叶甚至更大的范围,多见于两侧。

（二）临床表现

患儿可有不同程度的呼吸困难，可有发绀，严重者可很快死亡。

（三）X 线表现

可见弥漫性散在分布的粟粒状或颗粒状模糊影，病变广泛，亦可使肺野呈毛玻璃样。其中可见到支气管充气征。胸廓、纵隔和横膈无明显异常改变。病灶可随新生儿呼吸活动的改善在 1 周内逐渐自行消失。本病影像学诊断困难，应注意结合临床与支气管肺炎和出血相鉴别。

三、阻塞性肺不张

阻塞性肺不张是指气管、支气管气道阻塞，使其供应的肺内气体吸收消失而造成的肺不张。

（一）病因病理

阻塞的病因较多，如吸入异物、浓稠的黏液、炎性渗出物、血块、支气管肿瘤、支气管肉芽组织和炎性狭窄等。一般气管完全阻塞后 18～24 小时气体即可完全吸收。长期慢性肺不张易导致纤维化而永久萎缩，有的可并发支气管扩张。肺不张的程度、部位和范围取决于阻塞的部位和程度。

（二）X 线表现

1.右肺上叶不张

横裂上移呈折扇形或三角形致密阴影，尖端指向肺门，甚至全部位于上纵隔旁。如果在一个慢性肺不张的病例，随访时其体积忽又增大，应该考虑有新的或复发的炎症产生。

2.右肺中叶不张

右心缘旁致密阴影，上缘不超过肺门。由于右肺上叶和下叶的代偿性肺气肿，不张的中叶前后都有气肿重叠，所以直立的正位片上常显影不清。采用前弓位投照可显示不张的中叶呈尖端向外的三角形阴影。侧位片显示较为清楚，呈三角形、梭形或线形，尖端指向肺门。一般无纵隔、膈移位。

3.左肺上叶不张

正位片上，上肺野内中带密度增高，下肺野相对较透亮，左肺上叶不张以左侧位较清楚。整个肺叶不张在肺癌中较多见，其他病变如支气管内膜结核则往往仅涉及上部各段，而不累及舌段。左上叶不张肺容积减小，正位片多不能显示。

4.下叶不张

下叶肺不张使其向后、向内收缩至脊柱旁沟区，肺门向下、向内移位。左下叶不张易被心影掩盖,肺门影向下移位,并往往与心影重叠,左膈顶上升、舌叶动脉阴影下移等,为提示有左下叶不张的重要依据。正位片上右下叶肺不张并不掩盖心缘,而右中叶肺不张使心缘模糊。下叶不张由于前缘向后旋转,在侧位片上不能显示斜裂边缘,需斜位片显示(图1-1-4)。

5.肺段不张

除中叶内段不张尖端向外,其他肺段的不张均显示尖端指向肺门的三角形致密阴影。

6.一侧性肺不张

可见一侧肺密实、体积缩小,纵隔向患侧显著移位(图1-1-5)。

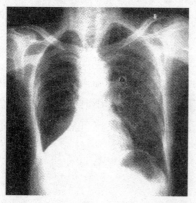
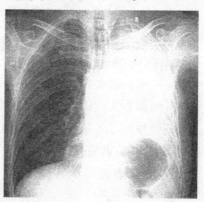

图1-1-4 右中下叶不张(外伤所致)　　　　图1-1-5 左肺不张(左肺癌)

（三）鉴别诊断

右中叶不张应注意与右中、下叶间积液及右中叶炎症相鉴别。

中叶不张可位于前肋膈角分角线上方或恰在分角线上,而中、下叶间积液位于前肋膈角分角线以下。一般中叶不张的顶端不超过肺门,而斜裂病变可超过肺门。中叶不张的上缘有时可因斜裂的旋转而凸出,但其下缘不会同时有凸出现象,而中、下叶间积液上下缘均有不同程度的凸出现象。

中叶实变大多为炎性病变所引起。其右侧位亦呈三角形致密阴影,上狭下宽,体积较大。但不能根据这一点与肺不张区别。其上缘横裂位置在正常范围,结合正位所见是区别实变与不张的要点。此外,炎症边缘较模糊。

四、压迫性肺不张、被动性肺不张和外压性肺不张

1.压迫性肺不张

是指肺内占位性病变压迫邻近肺组织使其不能充气而引起的不张。原发病变

可以是周围型巨大肿瘤,也可以是间质性肉芽(如结节病)的大量积聚所致。同样,淋巴瘤细胞在肺间质内的大量积聚也可引起广泛的肺压迫。

2.被动性肺不张

又称为松弛性肺不张,是胸膜腔内压力的改变所造成的肺萎缩。其病因主要为胸腔积液和气胸。

3.外压性肺不张

是压迫性和被动性不张的总称。似乎把肺不张分为被动性、压迫性是人为的,但它把注意力集中在产生肺萎缩的原因上,就是说不张是肺内还是胸膜腔内病变所引起。

五、瘢痕性肺不张

瘢痕性肺不张即约制性肺不张。是胸膜严重增厚、胸壁的固定或肺泡间和间质间隙内的纤维化、瘢痕形成,使肺组织失去弹性,使呼吸受到限制而引起的部分性肺不张。最常见于结核。

X 线表现

瘢痕性肺不张与阻塞性肺不张有时表现相似,但合并有粗大网状影。瘢痕性肺不张的肺容积减少亦可发生于间质纤维化病变(如矽肺、硬皮病、特发性间质纤维化和脱屑性间质性肺炎等)。但间质性病变所致的容积减少,单纯的表现为密度最高、血管聚集和膈肌升高,这一表现被误认为是主动性吸气不足,通常不认为是肺不张。

六、粘连性肺不张

当肺泡表面粘连在一起时,就可产生粘连性肺不张。该类型肺不张主要见于两种疾病:新生儿肺透明膜病和肺栓塞。其粘连形成的原因推测为表面活性物质缺乏所致。

七、盘状肺不张

它是亚段性肺不张的一种特殊 X 线形态。

(一)病因

这种不张大多由于肺部呼吸障碍所致,往往与横膈运动减弱密切相关,因为此时少量的分泌物可使支气管阻塞,引起亚段性肺不张。可见于膈下病变、腹部病变、急性胸膜炎引起的膈动度减弱,肺梗死亦常并发本症。

（二）X 线表现

呈 2～6cm 长,厚度相对较扁的条状或盘状密度增高影,边缘清晰。多见于膈顶上方,呈横行(图 1-1-6)。结合横膈的位置与动度等甚有诊断价值。病灶可以邻近胸膜,但不穿过叶间裂。这种阴影可随呼吸而移动,但前弓或后倾时消失。如果时间持久可伴纤维化改变,致消退缓慢或长期残留。

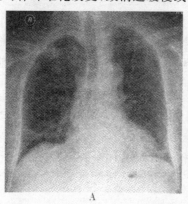
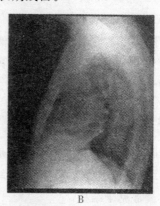

图 1-1-6　盘状肺不张

右肺底有横行条状密度增高影,边缘清晰

膈上线状阴影也可以是线状瘢痕所致,如为暂时性的,可认为是亚段不张的诊断依据。

八、圆形肺不张

又称为球形肺不张、折叠肺。是一种特殊类型的局限性肺不张,因呈圆形或球形而得名。

（一）病因

一般认为游离的胸腔积液是发生本症的必要条件,积液吸收后有部分呈被动性不张状态的肺组织,因受周围增厚胸膜之固定不能复张而形成圆形肺不张。

（二）X 线表现

呈圆形、类圆形肿块,亦可呈逗点状、楔状、不规则分叶状。大小不等,一般 2.5～5.0cm 大小。常位于胸膜下,以下叶外底段或背段多见,偶可位于膈面或上叶。其内可见支气管充气征。块影附近广泛的胸膜增厚是一个重要征象。最特殊的表现是靠近块影内下缘的肺血管和支气管扭曲呈弧形,先达肺底部,然后向上弯曲延伸,颇似彗星的尾部,故称为彗星征,是其较特征性的表现。

总之,不规则的胸膜增厚、伴彗星尾征的肺内块影是 X 线诊断的主要依据。

第二节　肺气肿

一、分类

肺气肿主要指肺脏终末细支气管远端部分,包括呼吸性细支气管、肺泡管、肺泡囊和肺泡的过度充气,或由于它们的扩大或壁的破坏所引起。肺气肿还包括气体异常地进入肺间质内。

根据病因、病变性质及病变范围分为:①慢性弥漫性阻塞性肺气肿;②局限性肺气肿;③代偿性肺气肿;④间质性肺气肿。

根据病理解剖学可分为:①小叶中心型肺气肿;②全小叶型肺气肿;③间隔旁肺气肿(即肺小泡);④瘢痕旁肺气肿;⑤间质性肺气肿。

小叶中心型、全小叶型及间隔旁肺气肿常见于慢性支气管炎、各种原因的肺间质纤维化及支气管哮喘等。小叶中心型(需 CT 诊断)及全小叶型肺气肿可融合成肺大疱。

二、慢性弥漫性阻塞性肺气肿

(一)病因病理

这种病变可继发于许多疾病,以慢性支气管炎、支气管哮喘和各种尘肺最多见。其基本病理机制是细小支气管因痉挛或肿胀而引起部分性阻塞,使肺内空气易进难出,因而使肺泡过度充气,逐渐膨胀,进而肺泡壁破裂并相互融合。肺泡壁因血供受阻、弹性纤维受到破坏,以致肺泡不能回缩。

必须强调的是肺气肿是一解剖学诊断,其形态学定义是需要有肺泡壁的破坏和小气道阻塞。肺气肿可进一步分为全小叶(全腺泡)型和小叶中央型(中央腺泡)。如果破坏终末细支气管远端的所有肺组织,称为全小叶型肺气肿;若终末细支气管远端的肺组织没有全部被破坏,称为小叶中央型肺气肿。小叶中央型肺气肿的破坏多发生在小叶的中央,但亦可偏心发展。小叶中央型肺气肿病理为 2～3 级呼吸性细支气管扩张,其位置相当于小叶中心部位,病变进展后可累及全小叶。轻度的小叶中心型肺气肿与正常肺特别是老年肺鉴别困难。小叶中央型肺气肿好发于上叶,而全小叶型肺气肿以肺底为甚。

(二)影像学表现

1.X 线表现

大多将肺部的过度充气膨胀以及肺血管纹理变细和减少现象作为诊断肺气肿

的两个主要 X 线表现。但肺血管纹理的改变实际上有如下两种类型：

（1）肺纹理减少型。这种肺气肿的 3 项主要 X 线表现为：①肺过度充气膨胀；②肺血管纹理减少；③肺大疱。肺过度充气膨胀，表现为肺透亮度加深和肺容积增大。肺容积增大表现为横膈位置下降和膈顶变平、胸骨后肺透亮区增宽、胸廓呈桶状及心影呈垂直型。这种类型常多见于全小叶型肺气肿。

（2）肺纹理增多型。其 X 线表现肺纹理不是纤细减少，反而比正常者更为显著。有的轮廓不规则、不清晰，提示有严重的慢性支气管炎现象。肺部只有轻度或中度的过度肺充气膨胀（肺大疱很少见到）。这种类型多见于小叶中央型肺气肿。

测量弥漫性阻塞性肺气肿时应注意：早期肺气肿的诊断是困难的，需结合临床、肺功能测量等综合诊断。深呼气下摄片观察膈肌的位置及肺透亮度，透视下观察膈肌动度及透亮度变化会提供有力的诊断依据。用深吸气片诊断肺气肿是不可靠的。

有人认为膈顶变平对肺气肿的诊断亦较为重要。其测量方法如下：正位片从心膈交界点至肋膈交界点画一横线，然后从膈面最高点向横线画一垂直线，垂直线的距离＜1.5cm，则认为膈顶变平。

胸骨后透亮区增宽。在侧位片上此透亮区宽度需达 4～5cm 或更宽才为可靠。同时见该透亮区向下延伸，将心影稍推向后方，使心前缘与前胸壁的接触点随之下降。

肺血管纹理减少表现为直径变细和向外带迅速变尖和消失，以及在一个肺野区内数目减少。右下肺动脉的增宽亦有助于肺气肿的诊断。

2.CT 表现

（1）全小叶型肺气肿：两较广泛的密度减低区，无壁，且大小形态多不规则（图 1-2-1A）。其分布不均，以下叶及前部为重。有学者认为 10mm 层厚扫描 CT 值＜-910HU，1mm 层厚扫描 CT 值＜-950HU 可诊断为肺气肿。支气管血管束变细、稀疏，小叶间隔变薄、数目减少。可见肺大疱。胸廓前后径及横径增加，呈横断的桶状。膈肌位置下降。可合并肺动脉高压和肺心病。本病往往根据支气管血管束、胸廓的改变结合肺脏密度异常才能诊断，对于轻度的病变 CT 诊断较为困难。

（2）小叶中心型肺气肿：在肺内可见散在的、无明确边界的、近圆形低密度区，周围的肺组织正常或基本正常（图 1-2-1B）。常规 CT 可以发现直径≥1cm 的病变，HRCT 能够显示 2～3mm 的低密度区，＜2mm 的病灶发现比较困难。此型肺气肿多见于上叶，尤其上叶的尖后段；下叶的背段亦较常见。

此外,应该注意:肺气肿继发感染,炎症区可出现假空洞征和假蜂窝影。

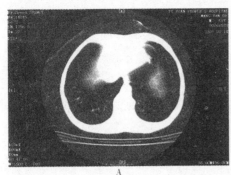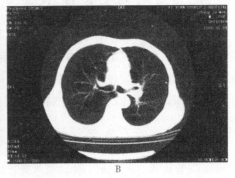

图 1-2-1　肺气肿

A.全小叶型肺气肿;B.小叶中心型肺气肿。

三、肺大疱

(一)病因病理

是因小支气管呈活瓣性阻塞,肺泡过度膨胀、破裂互相合并而成。其直径>1cm。

(二)影像学表现

肺大疱呈薄壁环形低密度区,壁薄如线。平片常只能见到部分囊壁,甚至有时不易见其囊壁,只见局限性透亮区,其中无结构(图 1-2-2A)。巨大肺大疱可压迫周围肺组织,使囊壁增厚。肺大疱可单发或多发,大小不一;多位于肺的周边,以肺尖、肺底常见;可有液平面。较小的大疱以 CT 显示为优(图 1-2-2B)。肺大疱既可见于弥漫性肺气肿,亦可见于局限性阻塞性肺气肿。

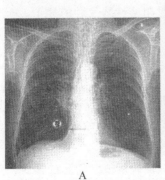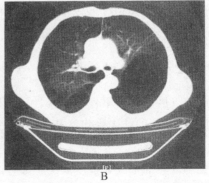

图 1-2-2　肺大疱

A.右肺大疱(箭头所示);B.双肺部均有多个近圆形低密度区,壁薄如线。

四、特发性肺大疱综合征

本病又称消失肺综合征。系原因不明的一种大疱性肺气肿，有别于慢性支气管炎、肺结核、尘肺等引起的继发性肺大疱。国外学者 Burke 于 1937 年发现这类肺大疱区内肺纹理逐渐消失，首次提出"消失肺"。1987 年 Roberts 等确定了放射诊断标准，即一侧或双侧肺上叶肺大疱至少占据一侧胸腔的 1/3 以上，正常肺组织受压。

本病的发病机制尚不清楚，可能系肺弹力纤维组织的先天性发育不良或缺乏，导致肺泡壁扩张，形成肺大疱。当大疱胀到一定程度则破裂发生气胸。家族性发病者可能与遗传因素有关。本病在气胸前多无特殊症状和体征。

从上述诊断标准不难看出，该症的肺大疱好发于上肺野（亦可多在中、上肺），但也有同时分布于下肺野者。

常规胸透、平片可发现本病。CT 平扫尤其 HRCT 能更全面地观察肺大疱的分布位置、形态、数量及大小，并可显示可能存在的肺气肿及其类型（如间隔旁肺气肿、小叶中心型肺气肿）和少量气胸等。

五、局限性阻塞性肺气肿

局限性阻塞性肺气肿是由于一个较大的支气管产生部分性阻塞所引起。可见于支气管内异物、小儿急性肺炎、早期支气管肿瘤和支气管慢性炎性狭窄（包括结核等病史）。

X 线表现

在影像学上呈局限性密度减低和膨胀区。其部位和范围取决于支气管的阻塞部位。深呼吸透视或深呼气摄片有利于局限性阻塞性肺气肿的显示。至于有无胸廓、横膈等改变取决于病变的范围和部位。

六、代偿性肺气肿

代偿性肺气肿属于局限性非阻塞性肺气肿，是由于一部分肺的纤维化或不张或手术切除后，其余的肺膨胀代偿其胸腔内失去的体积所致。

X 线表现

代偿性肺气肿的范围和程度取决于肺萎缩的程度或肺切除的多少。如果一侧肺完全切除或不张，对侧的肺可全部产生代偿性肺气肿，甚至形成纵隔疝。一叶、一段或少于一叶的代偿性肺气肿较为常见。由于其范围小，一般不产生明显的胸廓、横膈或心脏、纵隔的改变。

七、间隔旁肺气肿

亦有肺小疱之称。肺气肿位于肺小叶的外周部肺泡。病人多无症状,但易发生气胸,而出现相应症状。

影像学表现

以 CT 检查显示为优。典型者表现为胸膜下局限性低密度区,一般≤1cm(图1-2-3)。多数病变长轴与胸膜平行,多个间隔旁肺气肿可相互融合,其间有线形的分隔。HRCT 有助于显示较小的病灶。常与小叶中心型肺气肿并存。

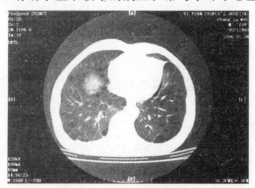

图1-2-3　间隔旁肺气肿
双侧胸膜下有局限性低密度灶,与小叶中心型肺气肿并存。

八、瘢痕旁肺气肿

(一)病因病理

此型肺气肿为肺脏纤维化瘢痕病变周围的异常含气腔隙。引起此型肺气肿的纤维化或瘢痕病变常见为肺结核、尘肺进行性块状纤维化等。

(二)影像学表现

有可见的肺内纤维灶时,识别本型肺气肿较容易。可见瘢痕病变周围有片状、不规则含气腔隙,其内无血管、支气管。但当它与仅在显微镜下能见到的肺纤维化共存时,则 CT 上不能与小叶中心型肺气肿相鉴别。

九、间质性肺气肿

本病是由于支气管或肺泡破裂后,空气进入间质所引起。随后气体可沿着支气管或血管周围间隙流入纵隔或心包,产生纵隔积气或心包积气,并可到达皮下形成皮下积气。

（一）病因

（1）外伤性：可由于胸部穿刺、胸廓切开以及严重的胸廓外伤所引起。后者以在车祸事故中较多见，不一定伴有肋骨骨折或气胸。

（2）自发性：可随支气管哮喘、百日咳的阵咳或其他原因的支气管刺激而发生。

（二）影像学表现

X线平片难以显示肺内异常改变。CT可见支气管、血管周围类圆形的气体影或伴随支气管、血管影的线条状气体影。HRCT可显示小叶细支气管、血管周围的气体影，小叶间隔增宽并见细线状透亮影。X线平片及CT还可见纵隔积气、皮下积气和心包积气，偶有气腹表现。

十、慢性阻塞性肺病

慢性支气管炎、支气管哮喘、闭塞性细支气管炎、支气管扩张和肺气肿，总称为慢性阻塞性肺病。

（一）X线表现

慢性阻塞性肺病其低密度的肺气肿内往往可见纤维性改变，网状纤维大而不规则，分布不均匀，以中下肺居多。膈肌位置较老年肺更低平。可见肺动脉增粗、肺心病的表现。

（二）鉴别诊断

应注意与老年肺鉴别。老年肺是指发生退行性变的老年人的肺脏。老年肺形态上类似肺气肿的表现，但把它看作肺气肿的一个类型是不合理的。老年肺可见两肺透亮度增强（密度减低）。两肺血管纹理呈细网状，粗细近似、分布均匀。膈肌低平，活动度下降。国内有学者发现老年肺HRCT可有间质性改变、肺气肿、马赛克样灌注、肺叶密度阶梯差异（通常斜裂前方的上叶后部比斜裂后方的下叶前部密度更高）和胸膜肥厚等。

十一、肺疝

肺疝是指部分肺组织突出于胸腔范围之外。其分类可根据部位和病因而定。在解剖上可分为颈、肋间（胸）和膈疝。每一类又分为先天性和获得性。获得性肺疝可分为创伤性、自发性和病理性（肿瘤或炎症过程的结果）。

获得性颈疝常见，可见于慢性咳嗽、肺气肿的老年人。此外，创伤、举重或吹奏乐器亦可引起获得性颈疝。常规胸片诊断肋间疝，须切线位观察；对肋间疝CT易于显示,并能确定其大小和范围。膈肺疝更为罕见。

总之,肺疝不常见,胸内高压或胸壁抵抗力减弱为其常见原因,CT 诊断优于 X 线平片。

十二、过度透明肺的 X 线分析

(1)过度透明肺可以是单侧或双侧的病变。若是单侧的,它可以侵及全肺、一叶、一段甚至一个小叶。

(2)单侧过度透明肺的人为原因包括投照技术的错误。

(3)乳腺切除可能是单侧过度透明肺的常见原因。

(4)真正的肺疾病导致单侧过度透明肺是肺血流量减少的反应。其原因包括心脏分流、肺栓塞、肺气肿、支气管内肿块和闭塞性细支气管炎。

(5)X 线诊断肺气肿是一个有争论的课题。大多数人同意血管的变化与肺气肿的病理诊断紧密相关。对早期肺气肿的诊断 CT 较平片敏感。

(6)慢性阻塞性肺病一词是一临床名称,这些疾病的 X 线特点不一样。过度透明区是由肺实质的破坏所造成。

(7)在大气道阻塞患者,首先决定过度透明侧异常,还是密度增高侧异常。拍摄呼气片、透视或侧卧位片来肯定空气积聚是很容易的。

第三节　肺水肿

一、概论

肺水肿是由于液体从毛细血管渗透至肺间质或肺泡所造成的。故病理上分为间质性和肺泡性两类,但多混合存在,而以某类为主。在临床上分为急性和慢性,间质性肺水肿多为慢性,肺泡性肺水肿可为急性或慢性。

在临床上,肺水肿最常见于心脏病患者,另有一部分见于肾脏病、肝病患者。急性肺水肿偶可为神经源性肺水肿,即中枢神经系统疾病如脑炎(如重症手足口病所致)、脑外伤、脑肿瘤,特别是伴有颅内高压时产生,其原理尚不清楚,有血流动力学说和毛细血管渗透学说两种。急性肺水肿还可见于少数新近到高原的患者。溺水肺由于持续缺氧亦出现肺水肿(还出现肺出血、吸入性肺炎、气道阻塞等改变)。

肺水肿根据病因可分为心源性和非心源性。其形成因素主要有两个:①毛细血管压力的改变;②毛细血管通透性的改变。

毛细血管压力增高是肺水肿的最常见原因,大多随着左心疾患时肺静脉血流阻力增高而产生。左心衰竭是引起肺水肿的主要病因,但如右心亦发生衰竭则肺水肿可以减退或消失。

毛细血管通透性改变大多由于血管壁层受损引起。产生这种改变的因素有两类:①体内因素,可为低血氧、贫血、低蛋白血症,亦可由肾脏疾病(产生的机制是肾源性氮质血症,损害毛细血管壁引起通透性增强;尿毒症可有高血压,引起左心衰竭;肾脏病可有水钠潴留)、急性风湿热和菌血症等所产生的毒素,以及对某些药物的过敏反应等引起。②体外因素,包括各种吸入性病变,如吸入各种毒气和吸入酸性胃液等。

此外,淋巴回流障碍亦可促成肺水肿的产生,但一般不是引起肺水肿的单独因素。

二、间质性肺水肿

(一)病因病理

多见于心脏病患者,是由左心衰竭所引起的肺静脉和毛细血管高压的一种征象,是肺瘀血的进展,但二者界限不清。由毛细血管渗出到肺组织的液体首先出现于间质部分。

(二)临床表现

临床上慢性间质性肺水肿的症状有较大的差异。在轻度的左心功能代偿失调时,可无明显症状。即使有些患者有气急、咳嗽、痰中带血、端坐呼吸等症状时,听诊可为阴性。其诊断以影像学为准。

(三)X线表现

肺血管周围的渗出液可使血管纹理失去其锐利的轮廓而变得模糊,并使肺门阴影亦变得不清楚。小叶间隔中的积液可使间隔增宽,形成小叶间隔线即 Kerley B 线和 A 线等。间质性肺水肿以慢性左心衰竭病例中最为常见,在这类病例中还可见到心影增大、胸腔内少量积液、肺静脉高压征象。间质性肺水肿一般多随着慢性肺瘀血的发展而产生,故两者之间不易划清界限。A 线和 B 线可作为已有间质性肺水肿的根据。

小叶间隔线是由 Kerley 于 1933 年首先描述的,故又称为 Kerley 线。其病理基础最常见的是间质性肺水肿、淋巴管瘀积、急性间质性肺炎以及慢性和特异性肺间质性病变等所引起的小叶间隔增厚,这是间质性病变的特异性表现。尤其是间质性病变的早期如欲和肺纹理相鉴别,最可靠的区别是识别 Kerley 线。

A 线为肺野内长 2.0～5.0cm、宽0.5～1.0mm 的直线状影,呈放射状向肺门走行,在右肺较多见,不出现在肺外带。是肺实质深处的小叶间隔增厚所致。

B 线为长 1.0～3.0cm、宽 0.5～1.0mm 的短线状,成组出现,互相平行,与胸膜面大致呈垂直方向,位于肋膈角区,偶可达中、上肺野外带。

C 线为细短线影,互相交织,呈网状,位于下肺野。

D 线比较少见。D1 线见侧位胸片,为粗长的带状影,长 4.0～5.0cm(可达12.0cm),宽 2.0～3.0mm(可达 4.0mm),位于肺的前部,常与心影重叠,多呈横行或斜行。D2 线长而直,在胸膜面一端较宽,位于肺底部,类似叶间裂的胸膜端,偶然位于肺野外带。D3 线为大的网状,网眼直径 1.0～2.0cm,位于肺底,仅见于病理标本。

三、肺泡性肺水肿

其病因较多,诊断较为困难。在一些患者特别是心脏病患者,可与间质性肺水肿并存,但多被肺泡性肺水肿所掩盖。

(一)病理

肺泡性肺水肿使肺的体积增大变实。由左心衰竭引起者,水肿以两肺下部和后部为著。在单纯的肺水肿中液体呈白色;如有溢血存在,液体呈红色或棕色。

(二)临床表现

急性肺泡性肺水肿的典型表现为严重的气急、端坐呼吸和水泡样啰音。一般伴有咳嗽,并有大量的泡沫痰或淡血样痰,伴有其他心衰表现。慢性肺泡性肺水肿的临床症状差异较大,有些水肿广泛,但症状和体征不明显。

(三)X 线表现

主要是腺泡状密度增高阴影,并相互融合成片状模糊影。一般将其分为典型的中央型、不典型的弥漫型和局限型。

1.中央型肺水肿

其片状高密度影较对称地分布于两肺野。其密度以肺门区为最高,向外逐渐变淡。肺野外缘宽 2.0～3.0cm 的外带、肺尖和肺底,甚至叶间裂旁和纵隔旁可保持清晰。这种分布形态常被称作蝴蝶状,是肺泡性肺水肿的典型表现,但并不多见。本型可为急性或慢性。

呈蝶翼状是根据解剖学的特点发生的。因为肺根部和中央部是叶支气管及血管蒂组织,小叶发育极不完善,呼吸动度差,淋巴回流不易,肺毛细血管静脉压大,故易发生蝶翼状水肿。

2.弥漫型肺水肿

一般表现为散布于两肺的大小不一、密度不等、轮廓不清楚的片状密度增高影。以融合在一起的较大斑片状改变较为常见。分布不甚对称，以肺野内中带为主(图1-3-1)。

分布不对称和中下叶多与患者体位和姿势有关，这是重力作用的结果。

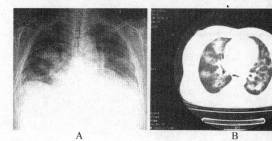
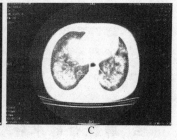

图1-3-1　弥漫型肺水肿

A.两肺有片状高密度灶，以右肺为著；B、C为同一患者，表现为两肺的大小不一、密度不等、轮廓不清楚的片状高密度灶。

3.局限型肺水肿

可局限于一叶，或主要见于一侧、两上或两下肺。有时可呈一个或几个孤立的、较大的、轮廓清楚的圆形高密度影，形似肿瘤。

心脏病患者局限型肺水肿多见于右侧。可能是因为左心增大压迫了左肺动脉，使左肺毛细血管内血流量减少，而不致产生水肿，而右肺血流量相对增多，所以易产生水肿。另外，心脏病患者通常喜欢右侧卧位，使右肺的呼吸运动受阻，因而较易产生水肿。

(四)鉴别诊断

间质性肺水肿有较特异的小叶间隔增厚诊断较容易；肺泡性肺水肿表现复杂，对于分布和形态不典型的病例诊断困难。应详细参阅病史，特别是心血管、肾脏、中枢神经系统疾病，大量补液和吸入毒性气体等病史。

肺泡性肺水肿应注意与融合性支气管肺炎和肺梗死鉴别。临床上如有发热和白细胞增多应考虑为支气管肺炎，如有胸膜性胸痛就必须考虑有肺栓塞可能。但心衰所引起的肺水肿可与支气管肺炎和肺梗死并存，尤其合并肺炎者常见，需动态观察诊断。

四、高原性肺水肿

本病是一种严重危害生命的急性高原病。常发生在初入或再入高原者，多见于海拔 3000m 以上的地区。

（一）发病机制

①肺动脉高压：当机体处于急性低氧环境下，会立即产生应激反应，短时间缺氧会直接通过神经反射引起收缩，导致肺动脉高压。②毛细血管应激衰竭：国外有学者从本病患者的肺抽取液中发现了不同于心源性肺水肿的高分子蛋白、红细胞和炎性物质，认为本病是毛细血管应激衰竭导致血管壁超微结构损伤所致。③细胞因子作用：近年来从本病患者的肺抽取液中发现，除含有大量高分子蛋白、红细胞和炎性物质外，还可见 LgM、LgG、补体 C3、C4、组胺等物质。认为本病是一种高蛋白、高渗出性肺水肿，其发生与肺循环中漏孔出现和缺氧所致的体液免疫反应有关，而肺动脉高压在其发生中可能仅起辅助作用。④诱因和易感性：患者绝大多数病前均有劳累、受寒和呼吸道感染等诱因。

（二）临床表现

国内一组报道，男多于女，年龄 19～54 岁，中位年龄 35.5 岁。本病发病急、进展快、危害严重。表现为严重的气急、端坐呼吸和水泡样啰音。可伴有咳嗽及大量的泡沫痰或淡血样痰。

（三）影像学表现

亦可分为肺泡性（包括中央型、局限型和弥漫型）和间质性肺水肿，后者相对少见。早期和恢复期主要表现为间质异常；进展期与稳定期以肺实质病变为主，且在未实变区常可见明显的代偿性肺气肿。总之，高原性肺水肿早期呈磨玻璃密度，多出现于下叶上段及后底段，且右下叶早于左下叶；中期为云絮状密度增高影，并进一步发展到上叶后段及前段，病变充满整个肺叶，且右肺重于左肺；恢复期表现为实变区从实变到磨玻璃改变过渡到正常。

五、复张性肺水肿

本病是指胸腔积液或积气，经抽液或抽气后，复张肺组织内产生的肺水肿。

（一）病因病理

复张性肺水肿的发生可能为多种因素作用的结果，其中肺泡表面活性物质的缺乏是重要的原因。当肺萎缩时，肺血管收缩痉挛，肺血流量减少，从而影响肺泡Ⅱ型细胞的代谢，造成肺泡表面活性物质的分泌减少，使肺泡表面张力增高。复张时，增高的肺泡张力导致肺毛细血管周围产生负压。当此压力与肺毛细血管压力之和大于血浆胶体渗透压时，就使血管内液体外渗引起肺水肿。

在其发生过程中,机体缺氧所致的毛细血管通透性增高、肺萎缩时静脉和淋巴回流的阻滞、复张时肺血流量的增加亦为重要的协同因素,而胸腔内压的突然下降则是复张性肺水肿的主要诱因。

(二)影像学表现

呈单侧弥漫性或局限性肺泡性肺水肿,亦可伴有间质性肺水肿征象。

六、成人呼吸窘迫综合征

此症命名很多,如急性肺损伤综合征、成人肺透明膜病、成人呼吸功能不全综合征、毛细血管漏综合征、急性肺不张、脂肪栓塞综合征、出血性肺不张、出血肺综合征、非心源性肺水肿、外伤后肺不张、进行性肺实变、进行性呼吸窘迫、肺微血栓综合征、休克肺、僵肺综合征、创伤性湿肺、白肺综合征等。

(一)病因病理

常见的基础疾病有:严重感染、脓毒症、误吸、严重创伤、多发骨折、大手术、烧伤、头部创伤、肺挫伤、休克、输血输液过量、败血症、DIC、胰腺炎、吸入烟雾或有毒气体、氧中毒、淹溺、羊水栓塞、脂肪栓塞、低血压、低蛋白血症、应用大量激素后突然停止或减量太多等。

本症是毛细血管通透性增加引起的非心源性肺水肿,包括不同原因(如休克、创伤、严重感染)引起的具有特征性临床、病理和影像学表现的呼吸衰竭。其本质可能是肺急性循环障碍(微血管痉挛、栓塞、通透性增强)。其三联征,即低氧血症、肺顺应性减低以及肺浸润已被充分认识。

(二)临床表现

在原发疾病的基础上急性发病。病人有呼吸困难、干咳、烦躁不安、发绀。肺毛细血管压正常、肺顺应性降低,正常压力及高浓度给氧时,患者仍有严重低氧血症。

(三)影像学表现

分四个阶段:①正常;②间质性肺水肿;③肺泡性肺水肿;④病变吸收或残留纤维化。

X线和CT还可发现气压伤合并症,如肺气囊、气胸、纵隔积气;也可发现感染合并症,如肺脓肿、脓胸。

第四节　尘肺

一、尘肺的分类

尘肺是重要的职业性肺病,其种类很多。可概括地分为无机粉尘类和有机粉尘类。其中以无机粉尘类为多,而且最为重要。

1.无机尘肺

常见的有:①矽肺,为长期吸入游离二氧化硅所致。②炭尘肺,为长期吸入煤炭、炭黑和石墨等粉尘所致,如煤尘肺、炭黑尘肺、石墨尘肺、活性炭尘肺等。③硅(矽)酸盐尘肺,为长期吸入结合状态的二氧化硅粉尘所致,如石棉肺、滑石尘肺、云母尘肺、水泥尘肺等。④混合性尘肺,为长期吸入含有游离二氧化硅和其他某些物质的混合性粉尘所致,如煤矽肺、铁矽肺等。⑤其他无机粉尘肺,如吸入铝及其氧化物所致的铝尘肺,或长期吸入电焊烟引起的电焊工尘肺等。

2.有机尘肺

常见的有:①棉尘肺;②农民肺;③蔗尘肺;④茶尘肺。

二、矽肺

本病是由于长期吸入游离二氧化硅粉尘而引起的以肺组织纤维化为主的疾病,是尘肺中对人体危害最严重的一种。一般在持续吸入矽尘 5～10 年后发病。即使已停止接触亦可发病,即所谓迟发矽肺。

(一)病理

其基本病理改变是慢性进行性肺间质纤维化和矽结节形成,矽结节是其特征性的病理改变。进入呼吸道的含矽尘粒只有直径 $10\mu m$ 以下的能到达肺泡,其中 $2\mu m$ 以下的多被吞噬细胞所吞噬。游离二氧化硅的化学作用在肺部的微小淋巴组织内引起增生性纤维改变,首先为成纤维细胞增生,其后产生胶原纤维和玻璃样变,进而形成小的初期矽结节,其直径一般在 0.6mm 左右。当矽尘粒继续在其周围产生纤维增生改变,矽结节可逐渐增大且可达 2mm 左右,往往多个矽结节融合,不断发展可融合成团状以至大块状纤维改变。此外,还可继发肺气肿和胸膜增厚粘连等改变。

肺结核是矽肺的重要合并症,其发病率为 30%～60%。矽肺患严重肺结核的几率更高。其病理类型有两种:①结合型,矽肺结节与结核病变混合存在。②分离型,矽肺结节与结核病灶分离存在。

(二)临床表现

在无合并症的情况下其发病和病程是缓慢的。由Ⅰ期发展到Ⅱ期,多为5～8年或更长。早期多无症状,因常伴气管和支气管炎而产生咳嗽。因肺气肿和细支气管痉挛而有呼吸困难、气急,最后导致心衰,还可伴有胸痛等症状。合并结核可有结核中毒症状。

(三)X线表现

1.肺纹理

出现两肺野的条状纹理增多、增粗、扭曲,特别在下肺野明显。此即早期矽肺改变。

2.网状阴影

是由增厚的肺泡壁、肺小叶间隔及末梢血管、淋巴管和支气管壁的纤维性增厚形成,是X线重要的诊断依据之一。位于两肺中下野,特别是外带,并居于肺纹理之间,表现为非肺纹理结构。可见间隔线及泡性肺气肿。

3.结节阴影

为矽肺特异性表现。一般＞2mm者已成熟或比较成熟,而1～2mm者可能为成熟或不成熟的矽结节。矽结节均成簇地出现,常为10余个较集中地出现在2cm的区域内。矽结节随病变的发展由少至多,由小至大,由淡至浓,由中下野向上野扩散。肺气肿可影响结节分布。

4.团块阴影

晚期矽结节融合成团块,为Ⅲ期矽肺的诊断依据。病变直径(纵径)达2cm为融合,1cm说明开始融合,不足1cm者不视为融合。矽肺团块常对称性位于中上肺野外带及锁骨下。团块阴影的发展系自外向内,自上而下,且不受肺段及肺叶限制。其长径与后肋骨垂直。

5.肺门阴影改变

肺门阴影增大,密度增高,有时可见明显的肺门淋巴结增大。晚期肺门淋巴结呈环形蛋壳样钙化。

6.肺气肿

除瘢痕旁肺气肿外,还可见小叶中心性肺气肿、全小叶肺气肿、小叶间隔旁肺气肿及肺大疱。还有文献报道可见边缘性肺气肿,即晚期矽肺在右肺水平裂附近可见一横行透明带,并在上、中肺野有稠密的结节及融合病灶。

7.矽肺结核

①矽肺结核病灶形态多且不规则,边缘模糊,密度不均,多有空洞形成。病灶常位于两肺上野或分布不对称。②影像学表现变化迅速。总之,如果浸润性病灶局限于肺尖可考虑为结核。

此外,还有胸膜增厚粘连,以及自发性气胸、肺不张或肺心病等 X 线表现。

三、煤矽肺

煤矿工人尘肺多属于煤矽肺,单纯的煤尘肺和矽肺非常少见。

(一)病理

煤矽肺的基本病理改变属间质型。它包括:①间质纤维性变。②煤小灶,相当于矽肺的结节,但胶原纤维的结构形态与矽结节不同,其内有大量煤尘堆积,胶原纤维呈束状贯穿于煤尘之间或呈放射状排列,而不像矽肺结节呈同心圆状排列,故 X 线表现其结节影不典型。③纤维团块,结节融合而成,病理改变同矽肺。④代偿性肺气肿。

(二)临床表现

早期可无任何症状。当病变进展或合并感染可出现气短、胸痛、胸闷、咳嗽、咳痰等症状。晚期可引起肺通气功能减退。

(三)X 线表现

其特点是以广泛的索条状和网状纤维化为主,伴有散在的小结节。①间质纤维化改变:呈两肺广泛不规则条状影和网状影为间质纤维化表现,肺血管纹理扭曲、紊乱;HRCT 有相应表现。②小结节阴影:比矽结节小,密度偏低,边缘不如矽结节锐利。③团块状纤维化:常在 1～3 年内成为典型的大块状融合,>4cm 的团块常有坏死和空洞形成。④肺气肿:可为弥漫性或局限性,亦可出现肺大疱等。⑤肺门改变:近似矽肺,肺门阴影增大,密度增高;亦可见肺门淋巴结增大,少数可见蛋壳状钙化。⑥胸膜肥厚粘连。

四、Caplan 综合征

1953 年 Caplan 指出,在同时患类风湿关节炎和尘肺的煤矿工人胸片上,可出现结节病灶。这种结节的结构与皮下类风湿结节相同而与尘肺引起的肺内结节迥然不同。这些结节常见于患类风湿关节炎煤矿工人,而在仅患类风湿关节炎却无尘肺的患者中甚为少见。

X 线表现

典型表现为有多个轮廓较为清楚的圆形结节,以两肺上部聚集较多,结节一般较大,直径可在 0.5～5.0cm。这些结节易产生坏死而形成空洞和钙化。空洞多发、壁薄,一般无气液平。需注意结合临床与转移瘤鉴别。

五、石棉肺

石棉是一种具有纤维结构的矿物,是镁、钙、钠、铁等与硅结合的硅酸盐。

(一)病理

石棉肺的主要病理改变是肺部广泛纤维化及胸膜增厚,胸膜病变出现的早且较肺内改变显著。首先是细支气管周围产生水肿和肺泡内引起出血,随之在细支气管周围、小叶间隔内引起纤维化改变。与石棉肺有关的病变包括:①良性胸膜病变,胸膜斑、弥漫性胸膜肥厚、渗出及钙化等。②肺实质病变,肺石棉沉着症(由于吸入石棉而引起的肺实质纤维化)、圆形肺不张、良性纤维斑块、纤维索条等。③恶性病变,如胸膜间皮瘤、支气管肺癌。

(二)临床表现

其临床表现主要为慢性支气管炎、肺气肿、肺硬化及胸膜病变等症候,其中咳嗽、咳痰、气急和胸痛为主要症状,常伴有杵状指。伴发其他疾病有相应的症状。

(三)X 线表现

①间质性纤维化改变:肺纹理增重紊乱。两肺下野呈磨玻璃状,病变进一步发展出现弥漫性间质纤维化,大块纤维化罕见。②心包增厚粘连致心影轮廓不清,成为所谓"蓬发状心影"。③肺门改变:肺门影增大,密度增高,结构紊乱,轮廓模糊不清。淋巴结增大罕见。④弥漫性肺气肿,两下肺野明显。⑤胸膜改变:主要为胸膜斑、胸膜弥漫增厚和胸膜钙化。胸膜局限性增厚厚度＞3mm 时,则称为胸膜斑。胸膜斑对石棉肺的诊断有重要意义。胸膜弥漫增厚较胸膜斑少见,其诊断标准为光滑连续的胸膜线影像至少超过 1/4 胸壁,伴或不伴肋膈角闭塞。胸膜增厚粘连以膈胸膜为主,晚期有胸膜钙化。⑥局部胸膜明显增厚,形成软组织肿块时提示间皮瘤可能;若同时伴胸腔积液,则可能性更大。青石棉比温石棉更有可能产生胸膜间皮瘤。此外,可并发肺结核,但两者无密切关系。

六、滑石肺

滑石是主要由二氧化硅与镁结合的硅酸盐。

（一）病理

它主要引起广泛肺间质纤维化，一般不形成结节。可有以下几种改变：①肺内异物性小肉芽肿，比较少见，大致是由于较纯粹的片状滑石尘所引起，一般不变成纤维化。②弥漫性间质性肺纤维化，与石棉肺一样也是从呼吸性细支气管周围开始，随后多伴有肺气肿。③不甚清楚的矽结节形成，是由于低浓度的游离二氧化硅所致。④胸膜斑。

（二）临床表现

其临床症状较石棉肺轻。一般在接触滑石尘 15 年左右才产生，主要是劳动时气急，咳嗽和咳痰。如果接触滑石尘浓度很高，严重的气急症状可在接触粉尘 2～3 年即可产生。

（三）X 线表现

较广泛的肺间质纤维化表现，两中下肺纹理增粗、扭曲、变形呈细网状阴影。肺门淋巴结增大，但不钙化。胸膜增厚粘连明显，有时可见条状或片状胸膜斑。如粉尘中含有一定浓度的游离二氧化硅，则可在中下肺出现散在的、2～3mm 的结节。极少形成纤维融合块及其空洞。

七、肺铁末、锡末沉着症

（一）铁末沉着症

常见于电焊工人。主要病理改变为二氧化铁沉积于肺间质所造成。

其 X 线表现为肺纹理增强，但无网状肺纹和肺门增大。广泛的、两肺散在的小结节，密度较矽肺低，或表现为部位不定的、不伴有纤维化的广泛磨玻璃样密度影。其结节开始为 1mm 左右，很少超过 3mm，无融合征象，类似粟粒性肺结核。脱离铁尘环境后上述表现可部分或全部消失。

（二）锡末沉着症

是由于吸入二氧化锡的尘烟所引起。

本病特点是尽管出现布满全肺的金属样致密影，但临床一般无自觉症状和阳性体征。一般无肺纤维化和肺门异常改变。

八、棉尘肺

本病不仅见于棉纺织工人，也可见于亚麻、大麻和黄麻等纺织工人。多发生在初步处理棉、麻等原料的清梳车间作业人员，而粗纺、细纺、织布车间的作业人员很少发生。

（一）病理

棉尘中的组织胺或一种类似组织胺的物质，是引起棉尘肺患者支气管痉挛的主要因素。主要表现为慢性支气管炎和中等程度的肺气肿，并无像矽肺那样的特殊性纤维结节。往往可以见到圆形或椭圆形体，与在石棉肺中所见的长形石棉体类似。

（二）临床表现

临床产生胸闷、气急和咳嗽，常反复发作。在每周休息日后上班时出现，其后逐日减轻至消失，再下一次休息日后出现症状，如此反复。

（三）X 线表现

可无异常表现。严重者多为慢性支气管炎、肺气肿，可有轻度间质纤维化改变，但无特异性，必须结合病史诊断。

九、农民肺

本病是由于吸入发霉干草或发霉蔬菜的粉尘后，在呼吸道远端，主要在肺泡内所引起的过敏性疾病。其病原可能是随粉尘带入的一些嗜热性放线菌属的孢子。

（一）病理

早期为中性粒细胞、嗜酸粒细胞和单核细胞浸润，分布类似小叶性肺炎。其后有非干酪性肉芽肿形成，并伴有明显的间质性肺炎和小支气管炎。至晚期肉芽肿消退，间质肺炎持续存在，可产生小块状、弥漫性纤维化，甚至形成蜂窝状改变。

（二）临床表现

急性者与有害粉尘接触 6 小时左右即可发病，但更多的病人起病缓慢。可有发热、寒战、乏力、咳嗽、气急、呼吸困难等症状，有时可有咯血。如果不断接触有害粉尘，晚期可出现严重呼吸功能障碍。

（三）X 线表现

早期的肉芽肿样病变，显示为弥散的颗粒状或小结节状阴影，肺尖和肺底较少。其大小自 1 毫米至数毫米、密度一般不高、轮廓不甚清楚。有时可呈大片状阴影。慢性期主要为弥漫性间质纤维化改变，呈蜂窝状，并出现肺气肿。本病的诊断需密切结合病史。

十、蔗尘肺

本病是由于长期吸入甘蔗纤维粉尘所引起的一种过敏性疾病，也有人认为它是隐藏在甘蔗纤维中的真菌所致。

（一）病理

由增生性成纤维细胞、巨噬细胞和淋巴细胞所组成的肉芽肿性间质性炎症,形成小结节状病变,并有不同程度的肺内纤维化。

（二）临床表现

主要是气急,可有咳嗽、咳痰、胸痛、发热、寒战和不适等症状,有时可有咯血。

（三）X 线表现

急性期表现为两肺下部的肺纹理增强和网状阴影;两肺有弥漫性细小结节影,类似粟粒性肺结核,以两下肺较密集,可融合成片。肺门可增大。反复慢性发作形成网状、蜂窝状阴影的纤维化表现。

第二章 骨与关节疾病的 X 线诊断

第一节 骨与关节发育畸形

一、锁骨发育不全

锁骨发育不全可单独发生,但常伴有颅骨或其他骨骼发育畸形,构成颅骨锁骨发育不全综合征。

(一)临床表现

患者颈长、肩狭且塌陷,锁骨窝不明显,肩部活动明显加大,甚至两肩可在胸前相互靠拢。

(二)X 线表现

锁骨发育不全可单侧或两侧发生,以右侧居多。如两侧发病常以右侧为著。锁骨可全部或部分不发育,以后者多见。常为外侧 1/3 或中间 1/3 发育不全。有时可见中部缺陷形成所谓假关节。

二、先天性肩胛高位症

亦称斯普任格畸形、肩胛骨下降不全。

胎儿期肩胛骨有一个自颈部下降的过程,若此过程遇到障碍,可使肩胛骨处于高位,且常伴发育不良。约 1/4 高位的肩胛骨与颈椎之间有纤维索条、软骨或骨组织相连,称肩椎骨,它使肩胛骨活动受限。本病多为单侧发病,双侧者约 10%。

(一)临床表现

本病发病率女性略高于男性,主要表现为畸形和肩胛骨功能障碍。单侧发病者表现双侧颈肩部不对称,颈向健侧倾斜;双侧发病者呈短颈及颈蹼等外观畸形。

(二)X 线表现

患侧肩胛骨升高,甚至可达颅骨枕部,发育较健侧短小,下角内收且逆时针旋转,内上角尖而弯曲,肩胛盂浅平(图 2-1-1)。多数病例合并其他畸形,如胸廓不对称,颈椎和上部胸椎侧弯,肋骨阙如、分叉或融合畸形,脊椎半椎体、脊柱裂及椎体融合等。肩椎骨发生率 $20\%\sim25\%$,骨性者呈骨性条状影。

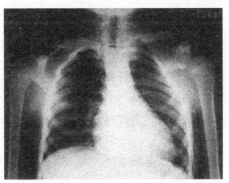

图 2-1-1　先天性肩胛高位症

左侧肩胛骨升高,发育较右侧短小。

三、肩关节畸形

1.扁平关节盂

单侧或双侧发病,系关节盂骨骺下缘发育不全所致。正常在关节盂与肩胛骨外侧缘连接处形成 $40°\sim50°$ 骨性突起,称为"关节盂下岬"。①先天性关节盂发育不良:X 线特征是双侧性骨性关节盂及毗邻肩胛颈的下 2/3 骨化不足导致"下岬"消失,关节盂浅平。本病可伴发多种发育畸形。②获得性关节盂发育不良:通常为单侧,可继发于多种疾病。X 线表现为突起的盂下缘消失,关节盂浅而平。

2.肱骨头发育不全

肱骨头关节面变平或呈内凹畸形,关节盂代偿肥大,关节面凸出,与肱骨头畸形相适应。

3.先天性肩关节脱位

为先天性肩关节发育不良的并发症。X 线表现肩胛颈及关节盂发育不全或完全不发育,肱骨头及骨干相应发育不良,肱骨头呈后脱位。

4.肩内、外翻

正常肱骨颈干角为 $140°\sim150°$,<$130°$ 为肩内翻,>$150°$ 为肩外翻。

四、先天性前臂阙如

以桡骨不发育较常见,而尺骨不发育少见。一般桡骨完全不发育多于部分不发育,约 50% 为双侧性。部分不发育时常在近端有残存的桡骨,桡侧的腕骨亦可不发育或骨性联合。第一掌骨及拇指骨亦常阙如。尺骨常变短、增粗及弯曲,并向桡侧倾斜,有时甚至与骨干长轴呈直角。

五、先天性桡骨头脱位

桡骨头大多为向后脱位,前脱位少见。桡骨头发育浅小,其关节面失去正常的浅碟状,而呈向上凸的圆顶状,桡骨颈细长。肱骨小头发育不全或阙如,肱骨滑车部分阙如,内上髁明显突出。有人认为,肱骨小头发育不全是该畸形的可靠征象。前臂常发育差,尺骨短,远侧不能达腕;桡骨则相对较长,其近端可超过肘关节水平。

六、先天性尺桡骨融合

本症系指尺桡骨近端的融合,以男性多见,单侧或双侧发病。因尺桡骨骨性联合,使前臂失去旋转功能。

X线表现

有三种类型。①无桡骨头型:桡骨近端因与尺骨融合,无桡骨头,骨桥广泛,长4～8cm。②有桡骨头型:以桡骨颈与尺骨融合,桡骨头存在,骨桥长度2～4cm。③桡骨头发育不良或隐约可见型。本症常同时伴有尺桡骨交叉畸形。偶尔有单纯尺桡骨之间交叉畸形而没有融合者,但亦影响前臂功能。

七、双尺骨畸形

本病罕见,比桡骨、尺骨阙如少见。前臂的两块骨骼均为尺骨,近侧有两个发育完好的鹰嘴突与肱骨构成关节,而肱骨无肱骨小头。腕骨数目增多,有2套三角骨、头状骨和钩骨,而小多角骨、月骨和豆状骨则单一存在。通常有7个手指而无拇指。

八、马德隆畸形

马德隆于1878年首先描述本病。本病系因桡骨远端内侧骨骺发育障碍所引起。多为先天性,近1/3有遗传性,为常染色体显性遗传,通常双侧发病(约占75%)且常为对称性。

(一)临床表现

女性多见,男女之比4∶1～5∶1。临床检查患肢前臂变短,尺骨远端向背侧突出移位,肘和腕关节活动受限。

(二)X 线表现

桡骨变短,桡骨远端向后外侧弯凸,其远侧关节面向掌及尺侧倾斜。桡、尺骨远端的关节面变小,腕骨角变小甚至成为锐角,近侧排腕骨也失去正常的自然弧度而呈以月骨为顶端的锥形排列,关节间隙变宽(图2-1-2)。下尺桡关节脱位或半脱位,尺骨相对较长并向背侧移位。

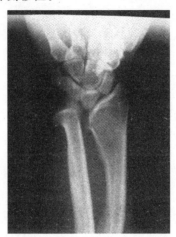

图 2-1-2　马德隆畸形

桡骨远端向后外侧弯凸,其远侧关节面向掌及尺侧倾斜。桡、尺骨远端的关节面变小,腕骨角变小成为锐角;近侧排腕骨呈以月骨为顶端的锥形排列。

(三)鉴别诊断

马德隆畸形应与假性马德隆畸形鉴别。后者为其他疾病的后遗症或并发症,如佝偻病、桡骨远端损伤或感染、多发性内生软骨瘤及多发性外生骨疣等。此外,Turner 综合征也可出现假马德隆畸形,应结合临床病史加以鉴别。

九、先天性腕骨畸形

1.腕骨发育不规律

腕骨骨化中心出现顺序发生改变。腕骨相互间大小应有一定比例,有时大小可不相称,常为月骨较小,其他腕骨特别是头状骨则不成比例地增大。

2.腕骨阙如

几乎总是伴有前臂及手的桡侧缘或尺侧缘阙如,或手裂畸形。

3.额外腕骨

较有意义的是第三掌骨基底部的掌茎突或旁茎突骨、额外三角骨及尺骨远端的茎突骨。骨块边缘有完整的皮质,与骨折碎块不同。

4.双腕骨

以双舟骨最常见,偶尔有双月骨。

5.腕骨联合畸形

以同一排的尺侧两块腕骨联合常见。X线表现完全合并、部分合并或两骨间有窄的裂隙。亦有罕见的家族性多发性关节联合综合征的报道,表现为先天性手足关节、腕骨、跗骨及肘关节多发联合畸形。

6.先天性腕关节不相称

较罕见,以第一和第三腕掌关节好发。前者表现为早发腕骨关节病,后者表现为腕背部的局部隆起,隆起的表面常有腱鞘囊肿。

十、先天性手畸形

1.骈指畸形

可分为两型:①软组织型,单纯指间软组织骈合,又称蹼样指;②骨性融合型。

2.指间关节融合

有家族遗传性,系指间关节分节异常所致。表现为指间关节完全消失、部分消失,指间关节明显狭窄呈细线状。

3.多指畸形

分为三型:①软组织型,仅为一赘生的软组织与正常手指软组织相连;②多生指型,与正常指骨一样;③多指骨型,比较少见,即在固有的掌骨上发生两个指骨或指骨有分叉。

4.指骨增多畸形

在两节指骨之间有多余的指骨。

5.手裂畸形

有遗传性,单侧或双侧发病,其特点是中间手指(并非单纯指第三指骨)不发育。手指分成尺桡两组。

6.巨指畸形

系指骨过度发育,手指粗大,大都累及第二、三指(图2-1-3)。巨指常可伴血管瘤或神经纤维瘤。

7.末节指骨畸形

①拇指粗短:比较常见,表现为末节指骨粗而短,有遗传性。②先天性杵状指:罕见,几乎都伴杵状趾,多见于男性,亦有遗传性。③克纳畸形:为常染色体显性遗传。其特点是双侧小指末节指骨骨干弯曲,指尖指向桡侧,但基底部骨骺和指间关

节正常。

8.短指畸形

有遗传,以小指多见,而且尤以小指短中节畸形最常见,表现为小指中节粗短,伴有锥形骨骺和关节肿大,整个小指长度缩短。

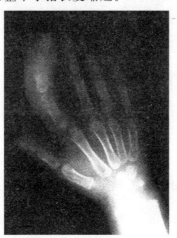

图 2-1-3 巨指畸形

示指近、中、远节指骨显著粗大。

十一、产前肢体环沟(环形狭窄)或截除

又称为四肢环状收缩。

(一)病因

其病因不明,一般认为是由于羊膜局部缺血引起局部发育不全,胎儿的手指或四肢的其他部分穿破羊膜囊被扎在穿破处,于是形成环沟或截肢。截除部分完全与畸形残肢分离而游离于羊水中。近来有人认为系羊膜过早破裂后,从羊膜和绒毛表面来的中胚叶组织带缠绕肢体及指所致。

(二)临床表现

浅环沟对功能无影响;深环沟或多发时,可引起远侧疼痛或感觉丧失、水肿、发绀、功能障碍等。肢体截除可导致相应的功能障碍。

(三)X 线表现

①上肢环沟:以手指最常见,亦可发生在手掌及前臂。除见软组织沟状下陷外,其下的骨骼常见局限性缩窄变细。常伴指骨不发育、短指及骈指等畸形。②产前截除肢:如整个肢体阙如,称为无肢;一半或近乎一半肢体阙如,称为半肢;手、手指和指骨阙如,分别称无手、无指及无指骨畸形。

十二、先天性髋内翻

本病系股骨颈骨化障碍所致。大多为单侧发病,亦可双侧对称发生。

(一)临床表现

病变初期症状不明显,以后主要表现为无痛性跛行、患肢短缩、大粗隆抬高凸出等。

(二)X线表现

一般在5岁左右有明显的异常。表现为股骨颈变短、增宽。颈干角变小,接近直角。股骨头骨骺向内下移位,但其大小和骨结构无改变。骨骺线近垂直方向,不规整,并增宽,其内可有小骨片。本病需与并发于其他先天性或继发性骨关节病的髋内翻相鉴别。

十三、先天性髋关节脱位

本病颇为常见,发生率约为新生儿的0.15%。大多数发生在生后两周内,少数可延迟至持重时发病。

(一)病因

有学者认为其发病是由于出生前或新生儿时期髋关节囊松弛所致。关节囊受到突然的牵扯,如臀位分娩或倒悬新生儿牵拉双足,均能引起早期髋关节脱位。在关节囊张力低时,紧裹新生儿使髋外展受限或急剧束缚在内收位,亦可造成髋关节脱位。先天性髋关节脱位常伴有髋臼发育不良,有人认为是脱位后髋臼缺少股骨头的机械刺激而发育不良,关节囊增大、股骨前倾和关节周围肌肉挛缩亦都是继发性改变。但也有人认为,先有髋臼的发育不良致使股骨头容易脱出,这种发育不良多见于女性,有家族遗传倾向。

(二)临床表现

本病女性约为男性的5~10倍,可单侧或双侧发病,单侧发病多见,左侧多于右侧。患儿下肢皮纹不对称,站立或行走较晚。单侧者有跛行,双侧者行走左右摇摆如鸭状。患肢短缩、股骨头凸出,牵拉患肢,股骨头可如"打气筒样"上下移动。

(三)X线表现

1.主要表现

①髋臼:髋臼上缘或前上缘倾斜角度加大,致使髋臼变浅呈碟形或三角形。髋臼顶发育不良,髋臼角加大。正常新生儿为30°,两岁小儿为20°,本畸形可达50°~60°。②股骨头:骨骺出现迟于健侧,且较小,其外形不规整、变扁,可继发缺血坏

死。③股骨颈:股骨颈短缩;股骨颈前倾角(系侧位片上颈干角的补角)加大,正常儿为 25°～35°,成人减少为 15°左右,患本病可达 60°～70°。④股骨发育细小,骨盆向健侧倾斜。⑤股骨头脱位有以下特点:向外上方脱位,可与髂骨形成假关节,沈通线不连续,股骨头位于伯尔肯方格的外上象限。

2.沈通线、伯尔肯方格

(1)沈通线:将股骨颈内下缘至耻骨弓下缘(闭孔的上缘及内侧缘)的自然弧度连成一线即沈通线。但必须注意儿童期股骨中立位及内旋位时,沈通线为一连续弧形,而在内收及外旋位时可不连续。

(2)伯尔肯方格:在骨盆前后位片上,于两侧髋臼的"Y"形软骨的中点作一水平连线,再从两侧髋臼的外上缘作一垂线。这样,股骨头位于内下区或内下象限。

3.先天性髋关节脱位手法不能复位的原因

①关节囊的葫芦状变形,关节囊肥厚,股骨头无法通过此狭窄部分;③关节软骨盂唇的阻挡、变厚、内翻;③髋臼浅小,髓臼底有过多的软组织充填;④周围肌肉的短缩及软组织紧张牵拉等。但这些病理解剖变化平片不能显示,必须通过超声、MRI 或关节造影才能了解。

十四、成人髋臼发育不良

成人髋臼发育不良性骨关节病是髋臼先天发育缺陷导致关节生物力学异常而于成年发病的髋关节病。其发病率国外统计为 1%～10%。

(一)病因病理

其病因不明,有学者认为出生时髋臼异常是原发的,与胎儿发育状况和遗传因素有关,1/4 患者有家族史。也有学者提出髋臼发育不良继发于某些致脱位因素,认为髋臼窝的浅平是由于幼儿时期髋臼窝内缺乏股骨头应有的刺激。主要病理改变包括髋臼浅小、倾斜度过大、继发性骨关节炎、软骨下假囊肿和慢性进行性关节脱位。

(二)临床表现

本病以女性多见,男女之比约 1:6。成人型髋臼发育不良临床症状出现的早晚与继发性病变的出现时间有关,多在 20 岁以后出现原因不明的单侧或双侧髋关节不适、轻微疼痛、跛行和功能障碍。

(三)X 线表现

髋臼测量是本病的重要诊断步骤,成人以测量 CE 角较为准确。CE 角<30°,且多伴有髋臼倾斜度过大(Sharp 角>40°),可诊断髋臼发育不良。CE 角 11°～30°

为轻度髋臼发育不良,0°～10°为中度发育不良,CE 角呈负角为重度发育不良。两角的测量方法如下。

1.CE 角

即边缘中心角。自股骨头中心(C)至髋臼缘(E)画一线,另通过股骨头中心作一垂线,两线所夹之角为 CE 角。正常 CE 角>30°。

2.Sharp 角

是成人髋臼外上缘至泪滴影下缘的斜线与水平线交角,正常为 33°～38°,>40°提示为髋臼发育不良。

本病出现的股骨头变形和软骨下囊变极易与股骨头缺血性骨坏死混淆,其软骨下囊变病理机制是滑液沿软骨下硬化区裂隙侵入骨内溶骨所致。囊内为黏稠的液体或胶冻样物质,若囊内液体凝结、干枯,组织细胞中的氮气释出可形成真空征象。这种囊变在影像学上内壁光滑,有明显的硬化缘,常合并髋臼对应性囊变和承重部位关节间隙变窄。

股骨头缺血坏死的"囊变"是坏死骨周围肉芽组织包绕或脂肪皂化所致,其内包绕密度增高坏死骨或有坏死骨混杂,坏死病变多数边界模糊或呈地图样轮廓,关节面易塌陷,出现新月形透光区或台阶征,以及破碎征和节裂征。而髋臼多正常,仅在晚期出现关节狭窄和髋臼退行性病变。

十五、股骨头骨骺滑脱

股骨头骨骺滑脱在我国青少年中比较罕见,在美国以黑人居多。随着我国人民生活水平的提高,肥胖儿童的增加,在我国发病率呈上升趋势。

(一)病因病理

大多数人认为其病因是机械性损伤(如运动量过大)和内分泌失调的共同作用,还可能与缺血、营养不良有关。可继发于外伤、败血症、多发性骨骺发育异常和维生素 D 缺乏病等。内分泌系统是人体内重要的调节系统,直接和间接地控制着机体生长发育成熟和衰老的过程。在青少年期,股骨近端的骺板从水平位旋转到斜位,并伴有快速的生长。骺板较易受到一般持重情况下的剪力损伤。骺板最薄弱的部位在肥大的软骨和临时钙化带之间,肥胖儿童的性激素相对缺乏和高瘦儿童生长激素相对过剩,均可导致骺板的脆弱,较易发生骨骺滑脱。滑脱前期即有骺板变厚,肥大软骨细胞柱被纤维分隔。随病程进展,股骨头骨骺于先期钙化带处渐进性向后下移位。晚期畸形股骨头因应力改变,发生退行性改变甚至缺血坏死。

（二）临床表现

多发生在 10～16 岁发育期的青少年,男女之比约 5：1。多为单侧发病。主要表现为髋膝部疼痛不适和无痛性跛行,患肢短缩,大粗隆抬高、凸出,活动受限,以内旋和外展明显。

（三）X 线表现

明显的滑脱诊断不难。但其早期和轻度的滑脱,X 线表现不典型,往往漏诊。除照骨盆前后位片外,还应注意照蛙式髋关节侧位片。滑脱前期仅表现为骺板不规则增厚和邻近干骺端骨质疏松,进而骨骺向后下移位。滑脱可分为三度：轻度,骨骺滑脱距离小于骺板宽度的 1/3;中度,骨骺移位距离为骺板宽度的 1/3～2/3;重度,骨骺移位距离大于骺板宽度的 2/3。

十六、股骨畸形

1.股骨不发育或发育不良

单侧或双侧发病。股骨可完全不发育和部分不发育。股骨发育不良表现为股骨短缩、股骨弯曲及近侧端骨化延迟,伴髋内翻或先天性髋脱位畸形。

2.双股骨畸形

两股骨局部可以融合,并可伴有其他骨关节畸形如马蹄内翻畸形等。

十七、先天性膝内翻和膝外翻

先天性膝内翻和膝外翻畸形为股骨远端或胫骨近端骨骺发育不良所致。后天性更多见于佝偻病、缺血坏死(胫内髁骨骺)及创伤等。

X 线表现

①膝内翻:多为胫骨上端内侧骨骺发育障碍所致,又称"O"型腿。可见胫骨内上髁发育小,关节面倾斜,膝关节向内成角畸形,胫骨向内弯曲。②膝外翻:又称"X"型腿。多为股骨外上髁发育障碍所致。可见股骨外髁发育小,关节面向外上倾斜。

应注意,小儿在正常发育过程中,可出现轻度膝内翻或外翻。2 岁以前表现为内翻,2～12 岁又表现为外翻,在发育过程中自行矫正。

十八、髌骨畸形

1.髌骨不发育和发育不全

有明显家族遗传性,临床可无任何症状或仅轻微不适或疼痛。髌骨完全不发育,膝部变扁平,伸直位呈方形,屈曲呈直角状,失去自然的弧形,股骨内髁异常凸出,膝关节轻度外翻。髌骨发育不全表现为髌骨小、位置高。髌骨发育畸形常合并指甲、肘关节的发育异常,称为指甲-髌骨综合征。

2.髌骨先天性脱位

多为外侧脱位,髌骨发育多较小。

十九、先天性胫骨假关节

本症是一种罕见的病理性骨折,病因不明,可能与局部的骨纤维变性有关。骨折后无骨痂形成,并发生骨不连和假关节。假关节之间为纤维组织。骨折和假关节可于出生时即已存在,但通常在出生后 18 个月内发生。一般好发于中下 1/3 分界处。

(一)临床表现

主要表现为患儿小腿成角畸形,且向前凸出畸形。局部可有皮肤色素斑及结节样神经纤维瘤。故本病同神经纤维瘤病密切相关。

(二)X 线表现

骨折和假关节形成前,可见骨干纤维变性所形成的局限透亮区。骨折后无骨痂形成,骨折不能愈合。进而断端锐利硬化,发生骨不连和假关节,一般近端稍张开呈浅杯口状,远侧端常变尖置于其中是其较典型表现。本病可同时伴发腓骨下段骨不连和假关节。

二十、产前长骨弯曲

产前长骨弯曲常见于下肢胫骨和股骨,可能与胎儿位置及子宫内压力异常有关。常见的是股骨,多呈对称性;在胫骨多为单侧性;前臂骨骼较少见。

(一)临床表现

出生即可发现,可短时间内趋向于恢复,部分病例至 2 岁可完全恢复正常。弯曲严重者可延至成年才消失。

(二)X 线表现

弯曲部位多在骨干的中段。凹侧皮质因受压而增厚,凸侧皮质变薄。干骺端和骨骺形态结构正常,以此可与佝偻病、梅毒、软骨发育障碍等所致的弯曲相鉴别。本病可伴发肋骨弯曲、腓骨发育不全、畸形足等。

二十一、先天性巨肢症

本症原因不明,生后即可出现。巨肢的骨骼和软组织均肥大,以右侧肥大多见。

X 线表现

可分为以下几种类型:①节段性肥大,即巨肢累及一个肢体的全部或仅一部分,以巨趾最常见。②半侧肥大,即身体的一侧肥大。③交叉性肥大,即身体一侧或一部分肥大,合并对侧的一个或多个节段肥大。

此外,巨肢症可合并牙齿早萌出、汗腺过多、骈指、畸形足、先心病,以及尿道下裂等畸形。

二十二、先天性足部畸形

1.马蹄内翻足

分为先天性和后天性两种。先天性病因不明。

X 线表现:跗骨发育不良及位置异常,距骨扁而宽,距骨中轴线远离第一跖骨(正常通过第一跖骨)。舟骨变短而宽,向内上后方移动。跟骨短而宽,向内翻转及向上后方移位,几乎和胫骨相接触。跖骨互相靠拢重叠,第五跖骨肥大,第一跖骨萎缩。

2.跟骨外翻足

少见。与马蹄内翻足相反。整个足依其长辅向外翻、跖背屈、前足外展,足背与小腿的外侧平行,脚跟向外侧突出。

3.马蹄外翻足

踝关节及前部跖屈呈马蹄状,但足底面向外翻,形成马蹄外翻足。

4.拇趾外翻畸形

第一跖骨远离第二跖骨头,第一跖趾关节显示半脱位,拇趾外翻角增大,常合并第二跖骨干肥大。拇趾外翻角即拇趾近节趾骨与第一跖骨长轴的夹角,正常<15°,>15°为拇外翻(但也有文献以>20°作为诊断标准)。

5.扁平足

是多种原因引起的足内侧弓下陷。

(1)先天性痉挛性扁平足:主要由跗骨融合(骨性、软骨性或纤维性融合)所致。

(2)先天性垂直距骨:少见,可引起严重的僵直性扁平足。

(3)特发获得性扁平足:主要病理变化是跟骨外翻、前部下降、距骨头向内下方旋转,舟骨、楔骨及骰骨均下降移位,使足内侧弓下降及前足外翻。

足弓的测量方法如下:中心线对准外弓顶点(跟骰关节外下缘),然后测量下列诸角。

(1)A 角。表示内弓或称内侧纵弓,由以下三点构成:①距骨头最低点;②跟骨与水平线接触最低点;③第一跖骨小头与水平线接触的最低点。

(2)C 角。表示外弓或称外侧纵弓,由以下三点构成:①跟骰关节的最低点;②跟骨与水平线接触的最低点;③第五跖骨头与水平线接触的最低点。

(3)E 角。为跟距角,由跟距关节的后上缘经跟骨的后上缘引一直线,再由跟距关节的后上缘至跟骰关节的跟骨前突起上缘引一直线,此两线相交即成跟距角。

扁平足显示足内弓(正常 113°～130°)、足外弓(正常 130°～150°)、跟距角(正常 25°～40°)加大,距骨轴与地平线的角度(正常 23°)加大。

6.跟骨距骨桥

为跟骨之截距突向后上方增大,距骨体内结节向下增大,在跟距关节内侧形成两个突出的骨块,其间可为骨性、软骨性、纤维性联结或形成关节。故可分为完整性和不完整性骨桥。

临床表现:本病多为单侧发病,一般在青春期出现症状,足扭伤常为其诱因。表现为走、跑或久立后足内踝下方疼痛。检查见内踝下方有骨性硬块,足弓扁平稍呈外翻畸形,足内翻活动受限。

X线表现:①完整跟骨距骨桥,即骨桥间无间隙。在侧位片上,骨桥呈长舌状骨块由后上向前下斜行,将距骨内结节和跟骨截距突连接起来,骨块边缘致密;在正位片上,骨块向内侧凸出,但骨性连接可以呈局限的带状骨密度影。②不完整骨桥,即于骨桥的中间有软骨或纤维组织相连,或形成关节。不完整骨桥的变异很多,有时为跟骨距骨的增大,骨块间有很细的一条裂缝,骨块的边缘略为致密;有的两骨块明显分离,表面光滑,形如关节;纤维或软骨性联合表现为关节面的不规则或硬化。有的距骨内结节显著增大,与后结节连成一片,呈帽状扣在跟骨的异常骨块上。正位片可见跟距内侧面向内侧突出,二者之间有裂缝或形如关节。此外,还可见足骨的继发改变,如距下关节变窄、扁平足和距舟关节退行性变等。

应该注意,跟舟亦可联合,是除跟距联合外的又一常见跗骨联合。

二十三、胸廓和肋骨畸形

1.胸骨裂及切迹

系由胸骨成对胚胎成分未融合所致。X线不能显示直接征象。但两锁骨内侧端侧移位,呼气时有大的软组织影,向前膨出于缺损胸骨之上及侧移位的锁骨之间,可提示诊断。胸骨纵裂多见于患有兔唇者。

2.胸骨不对称

胸骨体骨化中心排列不规则或生成不一致所致。

3.漏斗胸

表现为胸骨的下部及附着的肋软骨向内凹陷,胸骨角突出,但胸骨柄不受影响。

4.鸡胸

与漏斗胸相反,胸骨的上部及其肋软骨向前突出,胸部左右径变窄。

5.肋骨的先天性畸形

①赘生肋:包括颈肋、腰肋、骶肋。②叉状肋(多见于第三、四肋骨前端)。③铲状肋。④肋骨联合(多见于第一、二肋前端和第五、六肋后端)。⑤胸腔内肋骨,为额外肋骨,多见于右侧,需体层或 CT 显示,无病理意义。⑥第一肋骨畸形:可表现两侧发育不对称、短小、不发育、假关节形成等。⑦第十二肋不发育或短小。

二十四、枕椎、寰椎枕骨化

1.枕椎

枕骨基底部有 3 个软骨化骨中心,若与颅底骨不完全联合,则可环绕枕骨大孔而形成甚似脊椎的骨块,即为枕椎。此骨可造成枕大孔畸形。

2.寰椎枕骨化

又称寰枕融合,系指寰椎部分或完全与枕骨相连,前屈和后伸侧位片可见寰椎与颅底不分离。在 X 线侧位片上,若寰椎后弓与枕骨联合,则可见到枕骨大孔后缘与发育较小的后弓相连;若寰椎前弓与枕骨相联合,则显示为枕骨大孔前缘与一个椭圆形的小骨块相连,齿状突位置上移。寰椎的两侧块可完全或部分与枕骨髁相连。寰椎枕骨化常伴环枕关节半脱位、颅底凹陷等异常。

二十五、枢椎齿状突畸形

(1)枢椎齿状突有两个原发骨化中心,胎儿第 5 个月时出现,第 7 个月时两者愈合。若这两个骨化中心未愈合或部分愈合则可形成齿突纵裂或齿突上端分叉畸形。X 线正位片显示齿突中央纵行透光裂隙或上端有切迹呈分叉状。

(2)齿突和椎体部之间的软骨联合通常在 3～7 岁时消失。若持续存在,则可形成"齿突"骨,边缘为致密的骨皮质可与骨折鉴别。

(3)齿突原发骨化中心不发育或发育不全,可形成齿突阙如或齿突过小。

(4)齿突顶部有一个二次骨化中心,2～6岁时出现,11～12岁时与固有齿突愈合。若永不愈合,则在齿突上方终末韧带内形成一游离骨块,称为终末骨。此骨可位于枕骨大孔的前部而引起枕骨大孔狭窄和畸形。

二十六、脊柱融合、克-费综合征

(1)脊柱融合系因胚胎时期间叶的原椎分节障碍所致。融合可为完全性或仅限于椎体或椎弓,常见于腰椎,其次为颈椎。多个椎体虽融合在一起,但其总高度不变。

(2)克-费综合征的主要特点是颈椎融合和数目减少,伴斜颈、肩胛骨高位和脊柱裂。临床表现为颈短、发际低、颈活动受限及肩部高位。可有神经症状或伴有其他异常,如脊柱侧弯、听力障碍、先心病及泌尿系异常等。

二十七、移行椎

移行椎为常见的脊柱发育异常,由脊柱错分节所致。表现为某段的脊椎数目减少或增加,而由另一段脊椎的增加或减少来补偿。常见的为腰椎骶化、骶椎腰化,其次为骶尾椎间的错分节,胸腰椎间的错分节少见。

第五腰椎骶化,这种移行可仅在横突部,或同时见于横突和椎体。横突的联合,一般双侧多于单侧。有时第五腰椎横突宽而长,与骶骨形成假关节。如为单侧,则可引起腰痛及神经根刺激症状;若为两侧对称,可无任何症状。

二十八、半椎体、裂椎和椎体冠状裂

1.半椎体

胚胎时期椎体由间充质形成软骨时,有椎体被冠状和矢状裂分为左右对称的4个(两对)骨化中心。如两对均不发育,则可引起椎体阙如;如其中一个发育不全则形成半椎体畸形。出生时,半椎体较小,呈圆形或椭圆形偏于一侧。在发育过程中,由于负重的影响,可逐渐变成尖向内的楔形,故又称楔形椎。半椎体可累及一个或多个椎体。常引起脊柱侧弯畸形,胸椎半椎体常伴肋骨发育畸形。

2.裂椎

当脊索在椎体中央残存沿矢状面分布时,可形成裂椎。正位片见椎体中央很细或缺损,若椎体由两个尖端相对的楔形所构成,因其形如蝴蝶,故称蝴蝶椎。在侧位片上仍呈方形,但中部密度增高,相邻椎体可代偿性生长,向蝴蝶椎中央部凸出。

3.椎体冠状裂

同裂椎相似,冠状裂形成是由于残存的脊索影响了椎体腹背骨化中心的正常愈合。以腰椎多见,常见于男性,约为女性的 10 倍。侧位片于椎体中部可见纵行裂隙,将椎体分为前后两半。本畸形常伴发先天性钙化性软骨营养不良。

二十九、显、隐性脊柱裂

脊柱裂系由两侧椎弓未融合而在椎板和棘突区产生不同程度的裂隙,椎板部分或全部缺损,棘突畸形或阙如。脊柱裂发生率约为 20%。以下部腰椎和上部骶椎为最常见,其次为颈部。根据椎管内容物有无疝出,将脊柱裂分为显性和隐性两类。

隐性脊柱裂最常见。椎板缺损小,缺口由软骨或纤维组织填充。有的脊柱裂合并有杵状棘突,即位于裂隙上方的棘突过度发育,或与其发育不全的棘突融合为一体,下端呈杵状,位于裂隙的中央,形似铡刀,故又称为铡刀棘突。棘突亦可在裂隙内借软骨或韧带与椎弓相连,在正位片上呈游离状态,即所谓游离棘突。亦可表现棘突阙如。

显性脊柱裂因有脊膜膨出,故有明显的神经症状。X 线除有棘突阙如外,还可见软组织肿物。

隐性脊柱裂多无症状,但过度发育的杵状(或铡刀)棘突可压迫脊膜及神经组织而产生下腰痛及活动障碍等症状,在儿童可引起遗尿症。也有报道甚至引起神经营养性骨关节病。

三十、椎弓崩裂和脊椎滑脱

椎弓崩裂是指椎弓峡部不连,若引起椎体前移则称为脊椎滑脱。其发生机制有先天性发育缺陷和创伤两种学说。一般认为椎弓峡部先天性发育缺陷或薄弱是发病基础,创伤是发病诱因。崩裂以 L_5 最常见,约占 90%,L_4 次之,上腰部及下颈部亦可发生。

(一)临床表现

本病多见于 20～40 岁男性。最常见症状是下腰部进行性疼痛,可伴一侧或双下肢放射性疼痛。

(二)X 线表现

1.正位片

L_4 以上椎弓崩裂常能清楚显示,表现为环形椎弓根影的下方(峡部)出现由内上斜向外下的透亮裂隙,边缘不整、硬化,宽约 2mm。L_5 椎弓崩裂正位片不易显示,如 L_5 滑脱明显,则 L_5 椎体下缘不清,重叠在 S_1 上,呈现为新月形增浓影。

2.侧位片

阳性率约为 40%,但不能鉴别一侧或双侧。裂隙在上下关节突之间,由后上斜向前下,常有硬化边缘。如单侧崩裂,可仅见不完全之裂隙或无裂隙可见。侧位片可判断滑脱的程度。自 S_1 前缘向 S_1 上缘平面作一垂线,如 L_5 之前下缘与垂线接触或在垂线前方则有意义。目前多采用 Meyerding 法将 S_1 上缘分为 4 等份,根据 L_5 后下缘在 S_1 上的位置分为 Ⅰ～Ⅳ度。

3.斜位片

斜位片正常椎弓等附件影似"猎狗"形,狗嘴为同侧横突,耳为上关节突,眼为椎弓根的断面,前腿为下关节突,颈部即椎弓峡部,狗体为椎板,后腿为对侧的下关节突,尾巴为对侧的横突。若有椎弓崩裂则在"狗颈部"见一裂隙,似戴上了一个项圈。若为脊椎滑脱则似狗头被砍样。裂隙边缘可不规整及硬化,有时其内有小游离骨片。

对裂隙产生原因的判定涉及伤情鉴定,应注意下列几点:①先天性椎弓发育薄弱,往往椎板亦发育细小。②急性新鲜外伤所致的崩裂,裂隙边缘可不规整近锯齿状,且无边缘硬化或致密骨质包绕。而先天性崩裂或在发育薄弱基础上继发慢性损伤或陈旧外伤所致的崩裂,裂隙边缘虽可不整,但边缘硬化,有致密骨质包绕。③外伤性的断裂,由于断端的愈合靠内骨痂形成,所以同颅骨骨折一样愈合速度很慢,很难依据时间判断。④不可仅根据局部碎骨片而诊为急性外伤。⑤两者腰腿痛的病史不同,分别为急性和慢性。⑥CT 对上述影像学表现的判断可提供更为可靠的佐证,可细致观察断端边缘及碎骨片边缘形态,并进而判断碎骨片是增生还是外伤所致。

（三）鉴别诊断

椎弓崩裂并椎体前移称为真性脊椎滑脱。随年龄增长小关节退行性变及周围韧带松弛等原因所引起的脊椎前移称为退行性脊椎滑脱,而退行性、炎症性和感染性等小关节病变所致的脊椎前移统称为假性脊椎滑脱。退行性脊椎滑脱无椎弓峡部不连,均伴有椎间盘及小关节的退行性变,或椎弓的发育异常及病理性改变。

三十一、腰椎后移位

（一）病因

腰椎向后移位的先天常见原因是脊椎韧带松弛、脊椎畸形、小关节面不对称,造成椎体间的不稳定,导致腰椎向后移位。本病早期即可引起椎间盘退行性变,相邻椎体边缘发生硬化及唇样骨质增生。此外,外伤、变性病变、感染、肿瘤以及老年性骨质疏松等,亦可引起继发性腰椎向后移位。

(二)X 线表现

侧位片表现为头侧腰椎较尾侧腰椎或骶骨向后移位,失去椎体前后缘的正常连续线,小关节面移位或关节间隙增宽。椎间隙不均匀变窄,椎间盘可有积气或钙化表现。椎管和椎间孔相应变形、变窄。

三十二、先天性椎弓根狭小

先天性椎弓根狭小很少见,常无特殊症状,多系偶然发现。X 线表现为胸、腰椎椎弓根普遍狭小畸形,但其内缘光滑,无骨质疏松和被侵蚀的表现。侧位片椎体后缘完整,椎间孔不增大。

椎管内新生物所致的椎弓根狭小和间距增宽范围局限,仅少数椎弓根变形,椎弓根间距增宽,内缘消失,形如括弧并有骨质疏松。侧位片显示椎体后缘可受压凹陷。MR 检查椎管内有新生物征象。

三十三、先天性脊柱侧弯、特发性脊柱侧弯、原发性脊柱侧弯

1.先天性脊柱侧弯

由脊柱的各种先天性畸形所致,最常见为非对称分布的多个半椎体畸形并融合。侧弯畸形随年龄增长而进行性加重,发育成熟后即停止。

2.特发性婴儿脊柱侧弯

异常的胎儿位置和子宫内塑形可能是主要原因。亦有人认为婴儿的仰卧位置与本症的发生有关。发病年龄自出生至 10 个月。90%以上病例可自行恢复。

3.原发性脊柱侧弯

多见于女性,一般在 6~7 岁时开始发病。畸形较轻,进展缓慢。椎体二次骨化中心出现后(10 岁以后),侧弯迅速发展,1~2 年内即可产生严重的畸形,约在骨骺愈合前一年侧弯停止发展。原发性脊柱侧弯一般呈"S"型,主弯多发生在胸椎,其次为胸腰段,主弯的上下端各有一个代偿性小弯。

为了观察脊柱侧弯的稳定性和发展情况,需要有一个测量弯曲程度的客观标准,Cobb 角是弯曲顶部椎体上缘(弯曲凹面的斜角最陡)与弯曲底部椎体下缘间的夹角,画线应与椎体终板平行,测量两线所成的角。除非角度非常锐,两线都应相交在观片灯上,而不是胶片上,因此两线再作垂直线的交角较易测量。

三十四、骶尾骨不发育和发育不全

骶尾骨可完全或部分阙如,常伴泌尿道畸形或神经系统的先天异常。

(一)临床表现

表现为骨盆狭窄和臀间襞变短,臀部有明显的陷窝和萎缩,下肢肌肉萎缩随骨骼的生长逐渐加重。骶骨前部不发育可引起骶前脊膜膨出,临床主要表现为盆腔脏器压迫症状,如便秘、尿频、尿急、排尿困难以及痛经等。

(二)X 线表现

①骶尾骨完全或大部阙如,髂骨相互靠拢。严重者下腰椎亦可不发育。②如有骶前脊膜膨出,可见软组织块影,钡灌肠可见肠管受压移位。椎管造影可见造影剂进入疝囊,据此可与骶骨肿瘤相鉴别。CT 或 MRI 可为诊断和鉴别提供重要依据。

三十五、髋臼向内突出症

又称奥托骨盆,系两侧髋臼对称性变深及向盆腔内突出。其发病原因不明,可为先天性发育异常,或继发于骨质软化。发病与髋臼软化有关,多见于女性,常起病于青春期。

X 线表现

①髋臼变深并向内突入盆腔,股骨头被变深的髋臼所包绕。②髋臼与股骨头的边缘硬化及唇样增生。③骨盆、股骨显示骨质疏松。

本症亦可由髋关节损伤或炎症引起,但多为单侧性,髋关节周围骨质改变明显,可资鉴别。

三十六、先天性耻骨联合分离

本症系先天发育异常,常并发膀胱外翻畸形,亦可合并脐疝、直肠扩张、肛门闭锁、腹部和骨盆肌肉发育不良、尿道上裂等畸形。有人认为耻骨联合分离的程度与尿道上裂的程度有关,并呈正比关系。

X 线表现

耻骨弓分开,严重者分离达 10cm。耻骨发育不良并骨化延迟,髂骨翼及坐骨向两侧张开且移位。

三十七、髂骨角

又称丰氏病。其特点是两侧髂骨翼后面对称性三角样骨性突出,指向外方,是由独立的骨化中心所形成。除髂骨角外,髂骨上下径变短,骶骨明显弯曲并有髋外翻。此外,尚可伴发其他骨骼异常,如髌骨和桡骨头发育不良、倾斜指和第五掌骨变短等。本病亦可合并外胚层异常,常见的为拇指和食指指甲不发育或发育不良。

第二节　骨与关节化脓性感染

一、概述

(一)病因

常见病因是化脓菌通过血行进入骨髓而引起,亦可因邻近软组织的感染扩散至骨髓,或外伤性骨折后细菌直接侵入骨髓所致。常见致病菌是金黄色葡萄球菌,其次为白色葡萄球菌、链球菌、伤寒杆菌、大肠杆菌等。

(二)病理

骨髓炎实际是一种累及骨髓、骨质和骨膜的全骨炎症。化脓性骨髓炎病变常起始于干骺端骨松质内,感染后 24 小时至 10 天间,仅有软组织炎性水肿,在第 10 天后骨质破坏、脓肿形成。随着病情发展,脓肿向多个方向蔓延(图 2-2-1):①脓肿可穿破骨皮质到骨膜下形成骨膜下脓肿;②沿骨髓腔蔓延至骨干形成多个脓肿,然后穿破骨皮质至骨膜下再形成骨膜下脓肿;③以上两者骨膜下脓肿均可经哈氏系统又回骨髓腔;④亦可穿破骨膜形成软组织脓肿后破溃成窦道;⑤少数干骺端的脓肿可穿破关节囊内干骺端的骨皮质入关节腔并发化脓性关节炎。一般认为儿童的骺软骨板对化脓性感染有一定的阻挡作用,但亦可穿越骺板。骨膜下脓肿既刺激骨膜增生,又可引起骨膜的广泛掀起并切断骨膜血管,化脓细菌的栓塞也可中断骨的营养血管,形成大片死骨。病变逐渐转为慢性。骨髓炎可同时累及全身多个骨骼与关节,称为多发性骨髓炎。

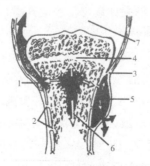

图 2-2-1　急性化脓性骨髓炎病灶及扩散

1.关节囊附着点扩张;2.哈氏管;3.关节囊附着点;4.骨骺板;5.骨膜下脓肿;6.向骨髓腔扩散;7.关节腔。

（三）病理分型

化脓性骨髓炎的临床表现和影像学表现复杂多样，发病类型与致病菌的毒力强弱、患者年龄及机体抵抗力大小、治疗措施等因素密切相关。按病程可分为急性、亚急性和慢性骨髓炎及不典型骨髓炎等。骨组织结构在生长发育期与成人是不同的，骨髓炎的病理过程也有差异，按年龄一般分为三种类型。

1.婴儿型（0～1 岁）

与儿童型基本相似，但骺板有血管通过、骨皮质较薄，骨膜附着较松，故病变易侵及骨骺和关节，也易穿破骨皮质形成骨膜下脓肿。因骨膜血管丰富，骨包壳可完全与皮质融合，骨组织可很快痊愈，很少遗留骨髓炎的痕迹。

2.儿童型（1～16 岁）

发病大多在长骨干骺端，以膝关节最常见。炎症易于迅速向骨干方向蔓延，波及病骨大部或整个骨干。骺板软骨对化脓感染有一定阻挡作用，故感染一般不穿过骺板侵及骨骺及关节。儿童时期骨膜易被抬起，故易形成皮质死骨。

3.成人型（16 岁以上）

病变较局限，多以增生硬化为主，破坏较轻。成人骨皮质较厚、骨膜附着紧密，故病变多局限在髓腔内扩展，广泛的骨膜反应较少，大的死骨也少见。但易穿破骨膜形成软组织脓肿。

二、急性化脓性骨髓炎

（一）临床表现

多数发病突然，高热、寒战，患肢剧痛、拒动，红肿，有压痛，细胞计数增高。若局部形成软组织脓肿，痛减轻，触之有波动感，穿刺可抽出脓液。成人骨髓炎症状多较轻，体温升高不明显，白细胞计数可仅轻度升高。

（二）X 线表现

急性化脓性骨髓炎 X 线的改变晚于临床。可概括为以下几个方面：①软组织肿胀，肌肉之间的间隙模糊或消失；皮下脂肪层因水肿而增厚，密度增高，有粗大网状结构；脓肿所在部位有均匀密度增高影。②骨质破坏，首先表现为干骺端骨质稀疏，骨小梁结构模糊；继而出现虫蚀状、斑片状骨质破坏，边界不清，骨皮质破坏呈不规则和不连续的密度减低区（图 2－2－2）。③骨质增生，除了骨膜的增生骨化外，在骨质破坏区周围也可见骨密度增高，这与骨结核的完全破坏为主的表现不同。④长骨干骺端的结核多易穿破骺板向骨端方向蔓延，而化脓性骨髓炎多向骨干方向蔓延。⑤急性化脓性骨髓炎侵及软组织可形成窦道。

国内有学者认为短期内出现广泛骨膜反应、骨膜成骨及广泛骨质破坏是婴幼儿骨髓炎的特征性表现。

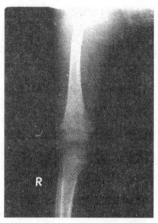

图 2－2－2　急性化脓性骨髓炎

右股骨干骺端斑片状骨质破坏，并可见骨膜反应。

三、慢性化脓性骨髓炎

急性化脓性骨髓炎如治疗不及时或不彻底，可转为慢性骨髓炎。其特征为排脓瘘管经久不愈，或时愈时发。阻碍瘘管愈合的主要原因是脓腔和（或）死骨的存在。

（一）临床表现

一般均无明显的全身症状，但局部肿胀、酸痛、脓肿，或窦道形成可以较为明显。有些患者以窦道经久不愈，或多发窦道或瘘管形成为特征。

（二）X 线表现

1.基本 X 线表现

慢性化脓性骨髓炎的 X 线表现以修复为主，即患骨产生明显的骨质增生硬化，通常在脓腔周围。骨内外膜明显增厚，并与皮质融合，使患骨密度明显增高、骨径增粗，轮廓不甚规则。骨质增生硬化使死腔变小、髓腔闭塞。在骨质硬化中可见大小不等的死骨。总之，其基本 X 线表现有软组织肿胀、骨质破坏、骨质疏松、骨质增生硬化、骨膜反应和骨包壳六种，但以增生硬化和残留死骨、死腔为特征。

2.骨包壳

是婴幼儿和儿童骨髓炎在骨内广泛扩散，脓液经皮质哈氏管和伏氏管向骨膜下蔓延，使骨膜广泛剥离，造成大块死骨，而存活的骨膜显著增生包绕坏死的骨干而形成。骨包壳的血运十分丰富,可生长大量新生血管的肉芽组织,清除坏死骨。开始死骨表面为虫蚀样,随后坏死骨皮质变薄,断续不连,最后被吸收消失,化脓病变也就逐渐愈合。此后,骨包壳则开始塑形。其塑形能力极强。王云钊教授指出:在没有骨包壳形成的部位或骨包壳不连接的部位,过早地手术摘除大块死骨干,虽然使化脓病变提早愈合,但骨缩短畸形的发生是不可弥补的。

3.骨髓炎愈合的 X 线征象

①无死骨存在。②脓腔消失,髓腔内看不到破坏透亮区。③骨干的轮廓整齐密实,髓腔再通。需要注意的是,若骨干仍有增粗硬化,虽无骨破坏,并非真正愈合,遇有机体抵抗力降低,仍可复发(图 2-2-3)。

4.急性、亚急性和慢性化脓性骨髓炎的判断标准

急性化脓性骨髓炎以软组织肿胀、骨质斑点状破坏和轻微骨膜反应为特征。慢性骨髓炎以骨膜新生骨增生为主,骨膜下大块死骨和死腔、包壳及瘘道形成为特征。亚急性介于二者之间,但没有大片死骨存在。

5.慢性骨髓炎的恶变

由于慢性骨髓炎的长期炎性刺激,使窦道或瘢痕组织上皮过度增生,以及溃疡组织修复时细胞变异而发生恶变。窦道瘢痕癌变可以侵及骨质,引起骨质大片坏死。出现下列现象时应高度警惕癌变之可能:①疼痛加重,多量恶臭脓性分泌物,流血,溃疡面凹凸不平,菜花状肿物隆起,局部引流淋巴结增大,这些是恶性变的重要征象;②以溶骨性破坏为主,骨质破坏部位相当于体表窦道处有边缘性宽基底的溶骨性破坏,或骨质破坏和骨质增生及骨膜反应不成比例时,应想到癌变之可能。

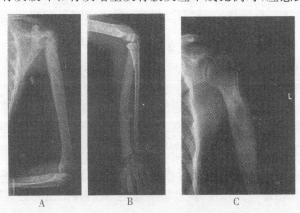

图 2-2-3　慢性骨髓炎

A、B 为同一患者,左肱骨、桡骨慢性骨髓炎;C.左肱骨明显增生硬化、骨径增粗,轮廓不甚规则,其内可见死腔,髓腔闭塞。

四、慢性局限性骨脓肿

又称 Brodie 脓肿,是一种慢性局限性骨髓炎。一般认为是低毒力化脓性感染或机体抵抗力强而使病灶局限。

(一)病理

常发生于胫骨、腓骨上下端和肱骨上端干骺区,多为单发,亦可发生于骨皮质(并非原发于骨皮质,而是骨髓炎侵犯皮质后,在皮质内形成的化脓性病变)。早期脓腔充满化脓性渗出液,其后被肉芽组织所代替,周围有一硬化环。

(二)临床表现

多见于青年人和儿童。临床症状较轻,仅局部疼痛及压痛,劳动后加重,时好时坏、时轻时重。绝大多数无全身感染中毒症状。

(三)X 线表现

多在长骨干骺端的中心部分有圆形、椭圆形或分叶状的骨质破坏区域,边界较整齐,病灶周围有不同程度的硬化环且逐渐移行于正常骨质中。一般病变都较小,直径 1~2cm 或 2~3cm。骨皮质增厚,多无或仅有轻度骨膜反应,死骨少见。

骨骺脓肿在儿童可类似结核、软骨母细胞瘤、骨嗜酸性肉芽肿。成人骨骺脓肿可类似邻关节囊肿、骨纤维结构不良等。长骨干骺脓肿应注意与结核、嗜酸性肉芽肿、内生软骨瘤和骨囊肿等相鉴别。

五、慢性硬化性骨髓炎

亦称 Garre 骨髓炎,较少见,一般认为是低毒力性的骨感染,为慢性骨髓炎的特殊类型。本病好发于长骨骨干如胫骨、腓骨、尺骨及距骨等处。发病常与外伤有关,如骨膜下出血是其发病因素。

(一)临床表现

本病好发于抵抗力较强的青年人,其中男性多于女性。一般无全身症状,局部疼痛并反复发作为其特征。

(二)X 线表现

慢性进行性骨质增生硬化,皮质增厚,髓腔变窄或闭锁,骨外膜不规则,骨干变粗。没有或仅有轻微骨破坏,看不到死骨形成。

(三)鉴别诊断

无葱皮样骨膜反应及瘤骨,可与尤因肉瘤和硬化型骨肉瘤鉴别。无低密度瘤巢可与骨样骨瘤相鉴别,但常需体层摄影或 CT 扫描鉴别。

六、骨皮质炎和骨膜炎

(一)骨皮质炎

亦称皮质型骨髓炎。表现为骨皮质内局限性不规则或囊状破坏,内常见小条状死骨,如累及部位表浅,皮质外缘形成蝶形缺损并伴有骨外膜增生,而很少侵及骨内膜和髓腔。如病灶深,可只累及骨内膜,而骨外膜无明显增生。CT更易发现小死骨。

(二)骨膜炎

可以是一种骨膜下感染或皮质型骨髓炎的早期阶段,多发生在长骨骨干。早期骨膜增生多呈层状,密度较淡,逐渐密度增高并与皮质融合,表现为骨皮质局限性蔓弧状隆起。但无特异性,应结合病史与其他原因的骨膜炎相区别。

七、化脓性脊椎炎

本病主要为血源性感染,致病菌以金黄色葡萄球菌最多见。发病部位以腰椎多见,其次为胸椎、颈椎与骶椎。病变大多发生于椎体,其次为棘突和椎弓,首先侵及横突者少见。发生于附件的比例远比结核高。

(一)临床表现

分为急性、亚急性及慢性三种,以急性常见。主要症状是发病急骤,常有恶寒、高热、神志模糊.颈项强直、谵妄,甚至昏迷,白细胞计数增高,可引起神经受压和截瘫等并发症。

(二)X线表现

多为相邻椎体及椎间盘受累,偶尔局限于单一脊椎。X线改变多迟于临床症状3周左右。

1.椎间型

病变始于椎体终板下骨松质,CT易于早期发现椎体溶骨性破坏。X线多在2~4周表现为骨质疏松、斑点状或虫蚀样骨质破坏。病变进展快,破坏向椎体中心发展,但一般不超过椎体的1/2,可含有沙粒状死骨或残留骨。椎体可发生楔形变或塌陷。同时,病变破坏椎间盘使椎间隙变窄(2周~2个月),并累及相邻椎体。急性期过后,破坏周围出现骨质硬化,并可在椎旁或前缘形成特征性的粗大骨桥。

2.椎体型

一个或多个椎体同时受累。起病于椎体中心松质骨,并逐渐向周围蔓延。主要表现为椎体骨破坏及并发病理性压缩骨折。破坏压缩虽较明显,但很快出现骨质增生及硬化。邻近椎间隙可长期保持正常或仅轻度狭窄。

3.骨膜(韧带)下型

炎症可掀起椎旁韧带沿椎周蔓延,表现为骨皮质增厚,前纵韧带和椎旁韧带呈现钙化骨化表现,而松质骨与椎间隙可无改变。

4.附件型

起病于附件。早期呈不规则骨质疏松或破坏,边缘模糊。晚期表现为边缘锐利的骨质缺损或不规则囊样破坏,周围骨质增生硬化,密度增高近于骨皮质。病变可累及小关节,并引起骨性融合。

CT 对骨破坏、小死骨及周围软组织的改变显示更佳。

(三)鉴别诊断

1.化脓性脊椎炎

可分为椎间型、椎体型、骨膜下型和附件型,以胸腰椎多见,可多节段发生。X线表现与结核有许多相似之处,如椎体破坏、椎间隙狭窄、椎旁脓肿。临床表现发病急,骨质破坏进展快,骨质增生出现早,修复期形成骨桥。X 线随诊变化大,与结核不难鉴别。早期诊断结合临床甚为重要,而单凭 X 线很难与脊柱结核鉴别。需要注意,结核继发感染亦可有骨质破坏区周围的骨质硬化,但其程度和范围均不及椎骨慢性骨髓炎那样广泛。此外,脊椎结核虽可有骨刺形成,但不至于形成脊柱慢性化脓性骨髓炎那样的骨桥。

2.脊椎化脓性骨髓炎

单个椎体破坏(中央型)形成一个椎体的破坏增生,而无椎间隙狭窄时,与恶性肿瘤,特别是转移瘤较难鉴别。恶性肿瘤多无死骨,转移瘤常侵犯椎弓根,椎旁软组织影不像椎旁脓肿那样呈梭形对称,再结合临床可予鉴别。

八、椎间盘炎

亦称为椎间盘化脓性感染、化脓性椎间盘炎、椎间盘感染,为少见病。广义而言椎间盘炎可归入感染性脊椎炎的范畴。

(一)病因病理

致病菌为革兰阳性或阴性菌,最多见的是金黄色葡萄球菌(约占 84%),其次为大肠杆菌,免疫低下病人还可感染真菌。有时为多种细菌混合感染。根据感染途径不同分为原发性和继发性两型。

原发性为血行感染,细菌经以下途径进入椎间盘:①致病菌经血液循环进入终板下松质骨后再侵犯椎间盘。发育中的椎体动脉主要分布在前侧,进入后侧的血流较少,所以前侧易发病。②经血液循环直接进入椎间盘。儿童椎间盘血供较多,细菌可直接经血液循环进入椎间盘,故儿童可以先引起椎间盘感染,再破坏相邻椎体终板,这是儿童发病多为原发性的原因之一。成年后椎间盘血供消失,但因其退变而有肉芽组织长入,细菌可经肉芽组织进入椎间盘。③经 Batson 静脉系统进入椎间盘,该静脉丛位于椎管内,无瓣膜,与椎间盘紧密相邻,可沟通椎体与骨盆内等椎体外静脉丛。

继发性为手术、椎间盘穿刺、开放性外伤等将细菌直接带入椎间盘。

病理主要包括椎间盘水肿、液化坏死、终板破坏,邻近椎体骨质疏松、破坏等。

(二)临床表现

病人腰背疼痛症状剧烈,迅速恶化甚至致死,少数可轻微缓慢。血液或椎间盘标本未能培养出细菌者临床表现多为轻微型。原发性者多见于儿童,少见;继发性者多见于成人。

1.儿童型

年龄多在 1~15 岁,男女之比约 2∶1。最常见的症状为背痛、跛行、肌肉痉挛,行走久立后加重,可有呼吸道、胃肠道、耳或泌尿系感染的前期表现。主要体征为脊柱局部压痛、叩击痛和活动受限。有的体征可类似神经肌肉病变、化脓性关节炎、阑尾炎、尿路感染、脑膜炎或骨髓炎等,多预后良好。

2.成人型

年龄平均 56 岁,男女之比约为 2∶1。

(1)原发性者常发病缓慢,偶有急性发病。多体温正常或低热,个别高达 39℃以上。最常见症状为下腰痛,活动后加重;体征为脊柱局部压痛、叩击痛和活动受限,一般预后较好。

(2)继发性:上述临床症状较重,截瘫和死亡率均较高,多有手术指征。

3.实验室检查

血沉增快为本病的一大特点。有学者报道椎间盘术后 2 周腰痛加剧、血沉高于 50mm/h,应考虑为术后椎间盘炎。血培养细菌阳性率不高;椎间盘穿刺活检培养比血培养阳性率高些,但儿童型也有 50%~70% 为阴性。白细胞多数不高。细菌感染时 C-反应蛋白阳性率可达 80%~100%。

(三)放射学表现

1.平片表现

(1)原发性:发病后 2~4 周唯一的表现为椎间盘变窄,高度可降 50% 以上。一般均可见到,但病灶局限者间盘变窄可不明显。随后出现终板脱钙或不规则,同时可出现相邻椎体边缘不规则硬化。有时可见明显骨质破坏,多始于椎体前部即"干骺部"骨髓炎。破坏式有磨角状、波浪状、虫蚀状和溶骨状,累及椎体的高度均在40％以下。随访可见椎间隙进一步变窄,骨质增生硬化明显,骨赘、骨桥形成,脊椎后突、侧弯畸形等改变,但椎体一般不融合。

(2)继发性:与原发性表现相似,但有文献报道易引起溶骨性破坏,椎体破坏、硬化更显著而广泛。一般术后 1～3 个月出现骨质破坏及骨质硬化。

2.CT 表现

在发现椎体骨质破坏、硬膜外脓肿和脊髓受压方面较平片敏感。

(1)早期主要表现为椎间盘密度减低且变扁变大,类似椎间盘膨隆征象;有时密度明显减低如掏空状。病变椎间盘与腰大肌之间界限模糊。

(2)可见椎体前部软骨终板下不规则骨质破坏及增生改变。

(3)多见椎体前侧缘宽约 3mm 的弧形软组织影,与腰大肌间有脂肪间隙存在。但也偶可表现为腰大肌区大脓肿,而与结核难以鉴别。总之,当发现上述椎间盘改变,又无明显脓肿形成时,应考虑到椎间盘炎可能。

(四)鉴别诊断

1.脊柱化脓性骨髓炎

关于椎间盘炎与脊柱化脓性骨髓炎的关系和命名尚有争论。有学者认为尽管平片上早期椎间隙变窄,而 MR 已显示有邻近椎体的炎症改变,主张命名为化脓性感染性脊椎炎,将椎间盘炎和脊椎化脓性骨髓炎都包括在内。但很多学者认为当炎症主要侵犯椎间盘时,即称为椎间盘炎。

椎间盘炎一般在早期特征性出现椎间隙变窄,破坏椎体的高度较小;而脊椎化脓性骨髓炎则主要累及椎体,很少或不累及椎间盘。

2.结核

以前常将椎间盘炎误诊为边缘性结核。①结核起病缓慢,病程长,以月、年计算,而椎间盘炎临床症状较急,继发性者可有相应病史,可有高热,在 2～4 周内即出现典型的椎间隙变窄。②结核引起的局部疼痛和叩击痛一般较轻,甚至无明显疼痛,仅感不适,而椎间盘炎均有明显的疼痛和叩击痛。③结核的椎体骨质破坏明显,常楔形变,而椎间盘炎常不造成椎体的楔形变。④结核的椎旁脓肿范围较大,而椎间盘炎常较小。⑤椎间盘炎常有自限性,而结核为进行性骨质破坏。⑥结核CT 常呈特征性的碎裂状改变,没有硬化,而椎间盘炎可见确切的破坏灶,其边缘明显硬化。⑦平片显示骨赘形成及椎体终板的硬化为椎间盘炎特征性改变,而结核除了后期或合并化脓性感染没有这些改变。

3.巨大许莫结节

为椎间盘物质突破软骨终板及骨性终板陷入椎体骨质内而形成较大凹陷,其周围反应性骨硬化,椎间隙可变窄,但无侵蚀样骨质破坏及周围软组织肿胀。

九、颅骨化脓性骨髓炎

本病常由邻近感染灶如中耳乳突、鼻窦、头皮感染蔓延或开放性骨折、头颅手术并发感染所致。病变顺板障蔓延,在板障内引起血栓性静脉炎,使颅骨化脓坏死。外骨板穿破后可形成骨外膜下脓肿;内骨板破坏则可并发硬膜外脓肿,甚至脑脓肿。本病不像在长骨中容易产生死骨,形成死骨也多较小,这与颅骨及其附着的头皮具有丰富的血液供应等因素有关。

(一)临床表现

除有全身症状外,亦可有局部软组织肿胀和窦道形成。

(二)X线表现

早期可无阳性发现。待化脓坏死发展到一定大小时,可见骨质疏松及细小的透亮病灶,随后逐渐扩大成轮廓毛糙、不规则蜂窝状透亮区,相互毗连或分散成堆,周围的骨质常有骨质硬化。骨质破坏主要在板障,可波及内、外骨板,破坏区内可见到米粒大小的致密死骨影。颅外板外多无骨膜增生,但局部头皮常有软组织肿胀。经久不愈的骨髓炎可产生大片状骨质增生硬化,增厚以内板为著。在增生区内可见到大小不一的圆形透亮区,为慢性脓肿所在,其中可见到不规则死骨。感染控制后,愈合常需数年,表现为硬化增生的轮廓渐趋整齐、密度均匀、脓腔消失、死骨吸收,且重新出现正常板障结构。

(三)鉴别诊断

(1)颅骨化脓性骨髓炎如骨质破坏范围较大而骨质增生不多时,应注意与黄色瘤和神经母细胞瘤颅骨转移区别。①黄色瘤的骨质破坏多呈地图样,边缘锐利,没有较宽阔之骨质硬化带;②神经母细胞瘤颅骨转移,常有颅骨广泛侵蚀破坏,且多沿颅缝分布,也没有附近骨质增生硬化,局部无炎性体征。

(2)颅骨化脓性骨髓炎如骨质增生较显著时,需与硬化型骨纤维异常增殖症和脑膜瘤骨增生鉴别。一般慢性颅骨化脓性感染骨质增生范围更广泛,若找到脓腔和死骨可作为鉴别的有力证据。此外,局部炎性体征和全身症状有助于鉴别。

(3)与颅骨结核鉴别有时甚为困难,但颅骨结核的骨质破坏灶轮廓较锐利,周边增生硬化较本病少,死骨也少见。病变相对局限而规则,但不受颅缝限制。而颅骨骨髓炎,破坏不规则,虫蚀样,不跨越颅缝,破坏形态多种多样。

十、髂骨化脓性骨髓炎

髂骨为扁骨。儿童期间,骨化的髂骨翼相当于长骨的骨干。髂骨体上部组成髋臼,有"Y"形软骨与耻坐骨相连,组成"Y"形骺线。实际上,髋臼上部是髂骨的干骺端,髂骨周围也为软骨。青春期以后,髂嵴有二次骨化中心出现,髂嵴骨骺的下方也是髂骨的干骺端。所以,髂骨翼的中心相当于骨干,其四周部是干骺端,这是髂骨解剖上的特殊性。髂骨骨髓炎与长管状骨骨髓炎既有相同的一面,又有不同点,原因即在于此。

髂骨骨髓炎发生于婴幼儿和儿童时期,化脓感染极易扩散或蔓延至全骨,并易侵犯关节,发病急,症状重,骨破坏严重,极易形成大片死骨。成人则病变易局限,多发于髋臼上部,但亦可发于髂骨中心或边缘,死骨较小。

(一)临床表现

多见于 20 岁以下的青年和儿童。儿童常有全身毒血症表现;成人则以局部症状为多,如髋部或臀部疼痛、肿胀,可有明显压痛,髋关节活动受限。局部脓肿形成,脓肿穿破皮肤可发生瘘管或窦道。

(二)X 线表现

髂骨骨髓炎的 X 线表现多种多样,或表现为弥漫浸润性骨质破坏,或表现为广泛骨质增生硬化;随着时间增长,形成较大的骨性空洞或缺损,骨缺损可永久存在。因髂骨皮质薄、血运丰富,故多无大块死骨形成。邻近关节时可出现化脓关节炎及病理性脱位。其他扁骨骨髓炎,有类似表现。

上述改变实际上为一连续发展的前后过程,有时易误为恶性肿瘤。但恶性肿瘤以骨性破坏为主,边缘不整且较模糊,破坏周围无硬化表现。结核常位于髂骨翼和髂部,破坏区多无死骨可见,周围骨质硬化显著,可资鉴别。

十一、短管状骨骨髓炎

指(趾)骨骨髓炎最多见于软组织感染或外伤后感染侵及骨与关节,血源性骨髓炎甚为少见。血源性感染的 X 线表现和长管骨相似且骨质增生显著。软组织感染侵犯与关节不产生明显增生硬化的原因如下:①软组织感染侵犯骨,首先破坏骨膜组织;②化脓感染侵犯松质骨和骨干,都可造成骨内血运中断,因此骨内也很少产生新生骨。

(一)临床表现

多能追溯到外伤史,局部症状如红、肿、热、痛均十分显著,有时可有全身症状出现。

（二）X 线表现

以骨质破坏为主,常开始于指(趾)骨掌侧。可以涉及指(趾)骨的一侧或整块指(趾)骨,并出现小片死骨。骨膜反应不著。局部有明显软组织肿胀,表面有破溃现象。及时治疗,病骨可很快恢复正常,否则很少完全修复。

值得注意的是:发生于手、足部的骨感染,往往出现普遍性的严重骨疏松;指(趾)骨的骨端有斑片状骨小梁缺损区,关节结构模糊不清,甚至仅保留一小薄片骨性关节面;骨皮质有骨膜下吸收,皮质疏松,易误认为骨破坏。鉴别:严重骨质疏松的部位软组织可不肿,骨皮质完整,严重骨质疏松和骨破坏有时缺乏明确界限,但二者均为短管骨骨髓炎的重要征象。

十二、急性化脓性关节炎

本病系化脓菌引起的关节内感染。

（一）病因病理

较常见的致病菌为金黄色葡萄球菌。其感染途径几乎都是血行感染。①化脓菌经血行侵犯滑膜形成关节内化脓。②血源性骨髓炎侵犯关节。③关节与骨同时血源性感染。此外,开放性关节外伤直接感染,一般较局限;全身症状比血源性感染轻,称为外源性关节感染。

病理上病菌侵入关节首先侵及滑膜。病变进展快,关节内渗出很快由浆液性变为脓性,脓液中的中性粒细胞破碎并释放大量蛋白溶解酶,破坏溶解关节软骨。软骨下骨破坏主要出现于关节面承重部位。

（二）临床表现

可发病于任何年龄,以儿童多见。本病发病急骤,常有高热、寒战,关节周围红、肿、热、痛(剧痛)及功能障碍,关节有波动感、浮髌征等。

（三）X 线表现

最常受累部位为膝、髋关节,其次为肘、肩和踝关节。①早期表现:多在发病1周内可见关节囊、关节周围软组织肿胀,关节间隙增宽。少数局部可见低密度气体。关节邻近骨骼骨质疏松。②进展期表现:随病程进展关节间隙狭窄,骨性关节面(骨端)、骨骺和干骺端出现骨质破坏和周围不规则增生硬化,均以关节持重部明显。有时可见死骨。关节可出现病理性脱位、半脱位。③恢复期:骨质破坏区周围骨质增生硬化更为明显,严重者关节骨性强直;关节周围软组织钙化。此时关节周围骨质的密度和骨小梁结构可恢复正常。如感染及时控制,可仅遗留有关节间隙轻度变窄,随后可继发退行性骨关节病。

（四）鉴别诊断

主要注意与关节结核鉴别。后者起病缓慢，病程较长，骨端骨质疏松，关节软骨破坏慢，骨质破坏多起始于非持重部。而化脓性关节炎其关节的破坏以持重部关节面出现早，也最为明显，且关节破坏、间隙变窄快，不呈慢性进行性经过。

十三、沙门菌骨关节感染

伤寒是伤寒杆菌所致的急性全身性传染病。伤寒、副伤寒杆菌等都属于沙门菌属。其骨关节感染罕见。

X 线表现

X 线所见不同于其他的血源性骨髓炎及化脓性关节炎，有其特殊性。

1.沙门菌属骨关节感染

病变分布多数较为广泛，四肢长骨与关节、手足诸骨与关节、脊椎骨和椎间盘均可同时受累。

2.沙门菌骨髓炎

主要以单骨或多骨内大、小脓肿的形式出现，慢性期周围有硬化环包绕，不形成或很少形成大块骨坏死，骨膜反应轻，无很厚的骨包壳形成。

3.沙门菌关节炎

更易侵犯手、足、腕、踝诸小关节。初期关节软骨广泛破坏，关节狭窄；晚期多发性关节骨性融合及关节脱位、畸形。总之，关节广泛受侵同时伴有多发骨质破坏，不同于类风湿性关节炎及骨关节结核。

4.沙门菌脊柱炎

病变很广泛，常累及多个椎体。活动期可出现椎体破坏，椎间隙变窄，椎旁脓肿，以致晚期多处椎体融合，而不发生椎体变形或后突、侧弯畸形。这种脊椎广泛受侵同时伴有全身各部位骨关节多发病变不同于脊柱结核等疾病。

单个骨病变所引起的局部骨变化与慢性骨髓炎、骨结核和类风湿关节炎相似。其鉴别有赖于了解病史如发病过程有无胃肠炎、肝脾大，以及血象情况和其他化验检查。

十四、布氏菌骨关节感染

布氏菌病是人畜共患的传染病。病变部位以脊椎常见，尤以腰椎多见。

（一）临床表现

儿童和成人均可发病。本病有急、慢性之分。急性发作时可引起全身症状，阵发性发热，全身不适，四肢肿胀、疼痛、压痛及活动受限。发病后 3～4 个月的亚急性期临床症状逐渐减轻,肝、脾、淋巴结可增大。慢性期低热、肌肉萎缩,脊柱发病出现腰背痛等。实验室检查白细胞减少,布氏杆菌凝集试验在 1：80 以上。

(二)X 线表现

1.四肢大关节

急性期表现关节周围软组织肿胀,骨质疏松。随后关节间隙狭窄,关节软骨下囊状破坏,关节囊附着处小的骨质侵蚀。晚期关节面硬化,凹凸不平,骨端增大,亦可发生关节部分骨性融合。

2.骶髂关节

亦可发生破坏、增生与硬化,病变常为两侧。

3.脊柱布氏菌性骨髓炎

常侵及多个椎体,可出现骨质破坏,椎间隙变窄,椎旁脓肿。晚期破坏周围骨质增生硬化,椎体缘骨质增生,韧带骨化。椎间关节破坏或增生。

(三)鉴别诊断

布氏菌性骨关节感染,单从 X 线所见有时与其他化脓性和结核性疾病难以区别。其鉴别依赖于是否生活在畜牧流行区,有无肝脾大,布氏杆菌凝集试验等。但脊柱布氏菌性骨髓炎常侵及多个椎体,骨破坏灶小(2～6mm)而多发,多局限于椎体边缘;病灶周围明显增生硬化,新生骨组织中又有新破坏灶形成;椎间盘破坏,关节面增生硬化,相邻骨密度增高;少或者无椎旁脓肿形成等。

第三节 骨关节结核

一、概述

骨关节结核 95％以上继发于肺结核。由血行播散的结核菌最易侵犯血供丰富的骨松质如椎体、干骺端、骨骺等,偶尔可累及长、短管状骨骨干以及扁骨。据王云钊统计,脊柱结核达 50.9％;关节结核发生率依次为髋 15.8％,膝 12％,肘 9％,踝 4.7％,足 3.9％,肩 1.7％,手 1.0％;骨干 1.0％。也有统计称髋关节和膝关节约占 80％,其次为骶髂关节和肘、肩、踝等。

(一)病理

骨关节结核病理所见有渗出、变质、增生三种基本病变。①渗出以淋巴细胞和单核细胞浸润为主;②变质性病变主要是干酪坏死;③增生性病变主要是上皮样细胞的增生及散在的朗格汉斯细胞,中心常有干酪坏死。渗出和增生性病变均可发生干酪样坏死。

成人骨结核较少发生骨膜反应,但在结核灶侵犯骨皮质表面时,可出现较局限的骨膜反应。儿童期骨结核均可出现骨膜反应。

(二)临床表现

病程缓慢,各种病症均较轻,可有低热、血沉增快等。早期局部可有疼痛、肿胀和功能障碍等,无明显发红、发热。后期可有冷脓肿产生,穿破后形成窦道,可继发化脓性感染。长期病变可导致畸形和严重的功能障碍。

(三)影像学征象

①局部软组织肿胀;②患肢失用性骨质疏松、骨质破坏;③骨质增生硬化、骨膜反应;④死骨及干酪钙化等。

二、骨骺与干骺端结核

多见于儿童,病灶多为局限性。好发于股骨上端、尺骨近端和桡骨远端,其次为胫骨上端、腓骨下端和股骨下端。病变可向关节方向发展为关节结核。本型结核较少穿破皮肤形成窦道。

X 线表现

可分为中央型和边缘型,其中,骨骺结核多为中央型。病灶多为单发。

1.中央型

表现为边缘较清楚的圆形或椭圆形骨质破坏区,也可多个融合成分叶状。周围有少量不规则骨质硬化,其内可有沙砾状死骨,但无大片死骨(图 2-3-1)。病灶侵及皮质时可有轻微层状骨膜增生。病变常跨越骺板同时侵犯骨骺和干骺,而且病灶多向关节方向穿破,很少向骨干方向蔓延(这与化脓性感染相反)。

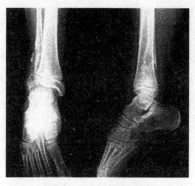

图 2-3-1　腓骨结核

腓骨下干骺端有不规则骨质破坏,并可见多个沙砾状死骨。

2.边缘型

多见于骺板融合后的干骺端,特别是长管骨的骨突处,如肱骨大结节和股骨大粗隆。早期局部骨皮质侵蚀糜烂,之后出现骨质边缘溶冰状的单纯溶骨性缺损,可伴薄层硬化。一般无死骨。在肱骨头的边缘型穿凿样破坏,称为干性骨疡。

三、长骨骨干结核

其发病率最低,多见于儿童和青少年,30岁以上极少见。好发于无或少有肌肉附着的骨骼,如前臂和小腿骨等。为局限性慢性感染,渐渐地将骨松质吸收破坏,继而侵犯骨皮质,并可引起骨膜反应。

X线表现

病变局限性骨质改变以增生硬化为主,破坏较少,由皮质内面开始,显示为病变区的髓腔增宽,中间夹杂有少许骨质破坏的密度减低区。髓腔与皮质界限不清,但病变范围较局限,尽管有发展趋势,仍不如化脓性骨髓炎那样广泛。如有死骨亦较少且小。这些表现类似于慢性硬化性骨髓炎。

骨干结核有时呈膨胀性改变,使骨干呈梭形扩张,有一定鉴别意义。其产生机制是:骨髓腔内脓液增多而压力增大时,脓液外溢,刺激骨膜产生骨膜新生骨。如脓液反复外溢,则呈多层新骨,形如葱皮。以后骨膜新生骨与骨干融合,致使骨干增粗。对称性多发性囊状骨结核,与短管骨的骨气鼓相仿,现已极少见。

四、短管骨骨结核

短管骨骨结核多见于10岁以下的儿童。病变常侵及掌指骨及跖趾骨的骨干,多不累及末节指(趾)骨。常多发,或单发,临床表现症状轻微。早期无甚症状或仅见软组织肿胀,其后可见膨大畸形、皮肤肿胀或窦道。

(一)X线表现

儿童短骨结核很少侵犯关节,可完全治愈而不留痕迹。①病变如以肉芽组织增生为主,使骨质呈梭形膨胀,而形成骨气鼓;②病变以坏死为主,则可有死骨及窦道形成;③成人及较大儿童常于近干骺处发生骨质破坏,也可累及整个骨干,膨胀较轻,可呈蜂窝状改变。

(二)鉴别诊断

①成人掌骨结核应与梅毒鉴别,后者可见皮质增厚及轻度膨胀,但无明显骨质破坏,无死骨形成;②麻风侵及短管骨亦可见到骨质破坏,但有骨骼增宽及小囊状缺损等特征,且无骨质硬化表现;③内生软骨瘤:边缘清,内有斑点状钙化影。

五、扁骨结核

扁骨结核分局限型和弥漫型，以前者多见。①局限型：呈囊样骨质破坏缺损。时间久、病灶稳定者可有硬化边缘。病变多为单发，亦可多发。②弥漫型：少见，表现为广泛的鼠咬状骨质破坏。

X 线表现

1.颅骨结核

好发于额、顶骨，其次为枕、颞骨，颅底骨少见。分为局限型和弥漫型。①局限型：表现为圆形或卵圆形骨质破坏，直径 1～4cm 不等。病灶边缘清晰锐利，有时可有硬化边，其内可见"纽扣样"死骨。严重者颅内可有低密度灶，CT 增强扫描脑膜可强化。邻近软组织肿胀。②弥漫型：骨质破坏呈匍匐状向四周浸润，范围广泛且不规则，界限不清，可形成软组织脓肿和窦道。

本病的颅骨破坏不受颅缝限制；而骨髓炎骨质硬化大于破坏，死骨形成机会多，结合临床可予鉴别。嗜酸性肉芽肿破坏区呈地图样外观，边缘清楚，周围无明显骨质硬化，结合临床多可鉴别。

2.髂骨结核

必须不累及骶髂关节和髋关节才属该病的范畴。病灶常见于髂骨翼和髂骨嵴，多单发而局限。表现为界限不清的骨质破坏，边缘可稍有骨质增生硬化，其内可见死骨（但平片不易发现）。局部可见软组织肿块，CT 增强扫描可见环状强化的脓肿。如软组织内有斑片状钙化则有助于结核的诊断。有时脓肿可达臀间肌、腹股沟、股上部等处。

化脓性病灶周围骨质增生硬化显著，常见明显死骨形成；如病灶位于髂骨下部，应多考虑为化脓性病灶。

3.胸骨结核

主要表现为骨质破坏，可呈较为局限的囊状或不规则破坏区，也可表现为较广泛而散在的不规则破坏或虫蚀样破坏。局部软组织肿胀。

4.肋骨结核

①局限型：局限于肋骨后侧，多表现为肋骨下缘局限的缺损，边缘规则，可有骨膜增生。②弥漫型：病变较广泛地累及肋骨的髓腔引起结核性骨髓炎。表现为多个不规则的低密度骨质破坏区，可有骨膜增生，但呈囊状并使病骨膨大者较少见。

此外，无论是局限型还是弥漫型，破坏区总残留一些骨质或死骨，可伴有广泛胸膜增厚，还可见局部胸壁软组织肿胀，甚至形成脓肿。应注意与胸壁内非原发于肋骨的结核即胸壁结核相鉴别，它多来源于纵隔淋巴结核，由淋巴管蔓延至胸壁。

5.坐骨和耻骨结核

病灶多呈囊状破坏，病骨可有明显膨大。破坏区边缘有硬化，可伴有死骨和骨膜反应。耻骨联合的结核，多从一侧开始，但都会累及对侧，多有碎屑状死骨，可有骨质硬化及骨膜反应。邻近软组织可有肿胀、脓肿形成及斑片状钙化。

六、脊柱结核

（一）病理

可分为两大类：①椎体结核，又分为中心型、边缘型和韧带下型。②附件结核，发生于椎弓和骨突的结核。

椎体结核的中心型多见于10岁以下儿童，以胸椎多见；边缘型多见于成人，以腰椎多见。儿童供应椎体的主要血管为后脊椎动脉的一个分支，从后壁进入椎体的中央部分，此时椎体周围尚有一层较厚的软骨，因此病灶一般在椎体中央近前方开始。成年人供应椎体的主要血管为肋间动脉和腰动脉，从前方进入，沿骨膜下分支，所以病灶多从椎体前缘、骨膜下以及前纵韧带下的椎间盘开始。

同时应认识到：①中心型因多见于儿童，椎体较软而松，而且皮质分化程度差，所以易向上下发展，可连续累及多个椎体和椎间盘。②边缘型病灶有较久的局限于一个椎体的趋势，亦可沿着骨膜下和前纵韧带向上、下进展而累及邻近椎体，但多只限于两个椎体，累及3个以上椎体者少见。椎体的破坏和塌陷一般不如中心型明显。还应认识到脊柱结核亦可多个脊椎相间发病，即跳跃型病变。

（二）临床表现

大多数病人发病隐袭，病程缓慢，症状较轻。有的病人已脊柱畸形，但仍能从事劳动。全身症状可有低热、乏力和食欲差。局部常有脊柱活动受限；颈、背或腰痛，多为酸痛或钝痛，少见剧痛。压迫脊髓、食管、气管可引起相应的症状。腰大肌脓肿可注入髂窝，甚至到达臀部。

（三）X 线表现

脊椎结核的主要X线征象：①椎体破坏变形；②椎间隙变窄；③椎旁脓肿形成，如有钙化更具特征；④脊柱后突或侧弯畸形；⑤附件结核表现为附件的溶骨性破坏及脓肿形成；⑥瘘管形成，继发感染出现增生硬化表现。

应注意：①中心型病灶起于椎体中央，多呈囊状破坏，少数呈不规则破坏，并有死骨形成。破坏周围多无硬化，严重者椎体局限变形，如未累及邻近椎间盘则无椎间隙变窄。②边缘型多见于成人。病灶首先出现于对应的椎体上下缘，椎间隙变窄。③韧带下型又称骨膜下型,较为特殊且少见。早期仅见椎旁脓肿形成,而无显著骨质破坏,或在椎体前缘出现骨质侵蚀凹陷,椎间隙正常。实际上述三种分型只表示原始病变的发病部位。随着病变的扩散和进展,多数病人已无法区别。

不难认识到,椎体边缘模糊与椎间隙轻度狭窄是脊柱结核的早期 X 线征象,甚至有时仅表现椎间隙变窄而椎体改变不明显。在中心型,特别是成人,以及骨膜下型,如尚未侵及椎间盘,可以无椎间隙狭窄。

此外,应注意胸椎结核的冷脓肿可穿入胸腔,表现脓肿边缘毛糙。X 线医师应注意报告,以便指导临床治疗。

CT 显示融冰样、碎玻璃样骨质破坏,破坏区内有沙粒样死骨以及冷脓肿形成是其典型表现。

(四)鉴别诊断

1.恶性肿瘤

发生于椎体的结核同恶性肿瘤尤其是转移瘤有时可混淆。鉴别要点是结核一般容易侵及椎间盘而表现椎间隙狭窄,椎旁脓肿多呈对称性分布,范围较大,超出椎体上下范围;而恶性肿瘤破坏不对称,偏于一侧,椎旁软组织影不对称且局限,而且多伴有椎弓根破坏,无椎间隙狭窄。中心型椎体结核椎体破坏变形,可无椎间隙变窄,但此型多见于儿童。结合脓肿形态、钙化、死骨及临床资料不难鉴别。需要强调一点:成人椎体的破坏变形,如无椎间隙改变,基本可排除结核。

还有几点需要注意:①胸、腰椎一侧椎弓根破坏,除见于转移瘤外,亦可见于结核、先天性缺损。②椎体上面或下面的骨板呈局限性或弥漫性成角凹陷时,或者呈半圆形凹陷时,以恶性病变的可能性大。③椎体上下骨板全部凹陷是良性病变的特征(如骨质软化症)。④许莫结节既可见于良性病变,亦可见于恶性病变。⑤恶性肿瘤并非一定无椎间隙变窄。

2.化脓性脊柱炎

亦可分为椎间型、椎体型、骨膜下型和附件型。以胸腰椎多见,亦可多节段发生。①影像学表现与结核有许多相似之处,如椎体破坏、椎间隙狭窄、椎旁脓肿。但临床表现发病急,骨质破坏进展快,骨质增生出现早。早期诊断结合临床甚为重要,单纯影像学难与结核鉴别。②结核继发化脓菌感染,亦可在骨破坏周围有增生表现,但其程度和范围均不及慢性化脓性脊椎炎那样广泛。此外,脊柱结核虽可有骨刺形成,但不至于形成慢性化脓性脊椎炎那样的骨桥。

3.椎间盘炎

多发生于儿童或手术后(包括介入治疗)并发症。致病菌主要为金黄色葡萄球菌。最常见的临床症状为腰背疼痛、肌肉痉挛,体温多为 37.5～38℃,ESR 增快。①影像学于术后 2～4 周即可见椎间隙变窄,椎间盘密度减低、边缘模糊且变扁变大,类似椎间盘膨隆;②可出现椎体骨质疏松、终板破坏及硬化表现,可有椎体融合表现。

4.布氏菌脊椎炎

常侵及多个椎体,骨破坏灶小(2～5mm)而多发,多局限于椎体边缘;病灶周围明显增生硬化,新生骨组织中又有新破坏灶形成;椎间盘破坏,关节面增生硬化,相邻骨密度增高;少或者无椎旁脓肿形成。

七、跟骨结核

跟骨结核占足部结核之首。病理上多数为干酪化病变。易向外蔓延,穿破骨皮质形成窦道。常有死骨形成,但较少侵犯关节。由于跟骨及其他跗骨很少有肌肉附着,故跗骨结核愈合很缓慢。

(一)临床表现

好发于青年人,男女发病率相近。常表现为局部肿胀,压痛明显,皮温较高,易形成窦道。

(二)X 线表现

在临床症状出现数周或数月内可无明显异常表现。病变早期在跟骨中心部前后,可见局限性骨质疏松或小的骨质破坏。继续发展则出现边缘清楚或模糊的明显骨破坏,常呈类圆形,其内可见沙砾状死骨。病灶周围可见骨质疏松和斑片状骨密度增高。较大的破坏区也可并发病理骨折。病变向周围发展可形成窦道,甚至继发感染。跟骨结核病变涉及跟骨结节后侧称为边缘型结核,易侵及与距骨接触的关节面。一般来说,跟骨结节附近的病灶骨质增生硬化比较广泛且显著,并可见大而致密的死骨。有时在增生区可出现多处圆形破坏。

(三)鉴别诊断

跟骨结核与化脓性骨髓炎有时鉴别困难,只能根据临床过程、复查来鉴别。结核病程缓慢,死骨较小。陈旧性跟骨结核可有多数滋养孔扩大,形成筛孔样征象。跟骨结核继发感染时,在破坏的跟骨周围可有明显的骨膜反应,有时可呈放射状,与骨肉瘤表现相仿,但骨内破坏并无向周围侵袭现象,骨膜新生骨比较密实规则,即使有破坏也较局限,结合病史不难鉴别。

八、关节结核

本病占全身骨结核的 30％～40％。多见于少年和儿童,男性稍多见。一般为单关节发病。好发于髋关节和膝关节,其次为骶髂关节和肘、肩、踝等。

（一）病理

可分为两型:①滑膜型,是指结核杆菌经血源播散至滑膜形成的关节结核。②骨型,骨骺、干骺端结核直接蔓延并侵及关节滑膜和软骨者。但晚期关节和相邻骨质均有明显破坏时,则无法分型。

结核菌侵及滑膜,首先引起滑膜充血、水肿、渗出和增生,并逐渐形成特异性的肉芽组织。因关节渗出液中缺乏蛋白溶解酶,故出现关节软骨破坏较晚。随着病变进展滑膜肉芽组织首先破坏关节软骨,继而破坏软骨下骨质,一般先破坏非持重部、接触面较小或非接触的关节边缘部分。但破坏一般比较缓慢,有时已完全剥离的软骨可长期存在,故关节间隙变窄出现较晚且不对称。

（二）临床表现

多数发病缓慢。早期症状轻微,表现为关节酸痛和轻度肿胀,劳累后加重。活动期可有全身症状如发热、盗汗、食欲差、消瘦,关节肿痛、皮温不高、活动受限,血沉加快、结核菌素试验强阳性。病程长者,可伴有关节邻近肌肉萎缩。

（三）X 线表现

1.滑膜型

好发于儿童,进展缓慢。①早期关节软组织肿胀、密度增高,如积液关节间隙略增宽,此阶段可持续半年至 1 年以上。②病变区域普遍性骨质疏松。③发育期骨骺由于受炎性液体的刺激及充血,可有增大,偶尔由于缺血亦可缩小。④关节边缘非持重部的骨质破坏,是滑膜型结核的特点。⑤晚期关节间隙不对称缩窄,亦可造成半脱位或脱位畸形;修复期破坏区边缘清晰、关节面硬化;如晚期关节内骨质增生,骨小梁粗大清晰,无破坏区者为治愈表现。

如有窦道形成可继发化脓感染而出现增生及骨膜反应等改变。关节结核除非继发感染,一般不产生骨性强直。

诊断要点:儿童持续的关节肿胀和骨质稀疏,关节非持重部的骨质破坏,慢性进行性的关节间隙变窄是滑膜型关节结核的特点。

2.骨型

骨骺、干骺端的结核侵入关节,即为骨型关节结核。也就是说,在骨骺、干骺端结核的 X 线征象基础上,同时有关节软组织肿胀及关节间隙变窄。

此外,关节结核在痊愈期可见邻近骨端硬化、界限不清,还可见关节囊及周围软组织中有斑片状不规则钙化。

(四)部分关节结核的特点

1.肩关节结核

大多自肱骨头部开始,从滑膜开始者很少见,从肩峰开始者亦少见。肱骨头的病灶以肉芽组织增生为主,很少渗液,无脓肿形成,所以称为"干性骨疡"(图 2-3-2)。

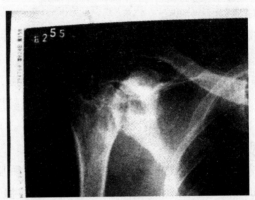

图 2-3-2 肩关节结核

肱骨头和肩胛盂均有骨质破坏表现,无明显增生硬化。

2.髋关节结核

发病率仅次于脊柱结核,在四肢关节结核中最多见。病变起自股骨头、颈部,亦可从髋臼上方开始侵入关节,从滑膜开始者较少见。

3.肘关节结核

早期骨质破坏多见于尺骨冠突和鹰嘴突,其次为肱骨外髁和内髁,桡骨小头较少累及。

4.腕关节结核

单纯滑膜型少见,以同时累及骨和滑膜多见。单纯滑膜型可仅表现为软组织肿胀和骨质疏松,骨型关节结核可见到某一腕骨或桡骨下端的骨质破坏。

5.膝关节结核

发病率仅次于髋部。膝关节为滑膜最丰富的部位,故病变多从滑膜开始,占80%;起源于股骨、胫骨、髌骨者占 20%。

6.踝关节结核

滑膜型较骨型稍多见。骨结核多见于胫骨下端,外踝次之,内踝和距骨最少。

7.骶髂关节结核

多见于成人。多为单侧发病,常位于中下部(滑膜部)。滑膜型早期可无明显异常,进而关节面糜烂、关节间隙狭窄或不规则增宽,随后有骨质破坏,甚至可见大块死骨。骨型可见邻近原发病灶处的圆形或椭圆形明显骨质破坏和小死骨。关节可有病理性脱位,邻近可有脓肿及窦道。病变附近骨质疏松不如其他关节结核,可见骨质硬化,晚期可有纤维性或骨性强直。

第三章 脑部疾病的 CT 诊断

第一节 脑血管病

一、腔隙性脑梗死

腔隙性脑梗死指最大径<2.0cm 的脑梗死。好发于基底核、丘脑、内囊、脑桥及放射冠、小脑等处,为穿支动脉闭塞或栓塞所致。临床表现包括肢体无力或偏瘫等。

(一)诊断要点

(1)单发或多发圆形或椭圆形、结节状低密度灶(图 3-1-1A),急性期边界模糊,随后逐渐清楚,密度降低,慢性期接近脑脊液密度。

(2)3 天至 1 个月呈均匀或斑片状强化。

(二)特别提醒

1~2 周时因模糊效应可不显示(图 3-1-1B、C)。

二、大面积脑梗死

大面积脑梗死为较大脑动脉闭塞或狭窄所致,是常见的致死性脑疾病之一。大脑中动脉供血区最多见。两支脑动脉供血区交界处的梗死称分水岭梗死。

(一)诊断要点

(1)大范围扇形或楔形低密度灶,尖端朝向室管膜,早期可见动脉密度增高(CT 值>55HU)、基底核轮廓模糊、局部脑回增粗及脑沟变浅,急性期占位效应明显(图 3-1-2)。

(2)3 天后见斑片状、大片状或脑回状强化。

(二)特别提醒

(1)超急性期病变需采用窄窗及 CT 灌注显示。

(2)CTP 与 CTA 联合有助于判断预后。

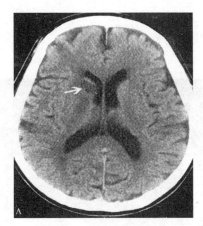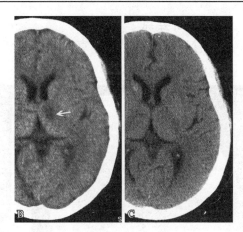

图 3-1-1　腔隙性脑梗死

A.男,72 岁。右尾状核头椭圆形低密度灶(白箭)。B、C.女,39 岁。模糊效应。B.发病 3 天时的 CT,左丘脑腹侧椭圆形低密度灶(白箭);C.12 天复查,上述病变显示不清。

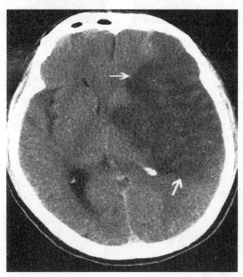

图 3-1-2　大面积脑梗死

男,51 岁。发病 3 天。左侧大脑中动脉区大面积脑梗死。左侧额颞叶与基底节区大范围扇形低密度灶(2 个白箭),局部脑沟消失,左外侧裂、左侧侧脑室受压变窄,中线结构弧形右移。

三、脑梗死继发出血性转化(HT)

急性脑梗死后可继发不同程度出血,推测与血管基底膜及血脑屏障破坏有关,表现为从斑点状出血到大块出血,约 25% 病例在原有症状基础上病情加重。

（一）诊断要点

（1）平扫为低密度灶内斑点状、结节状或块状高密度影，CT 值 50～90HU（图 3-1-3A、B）。

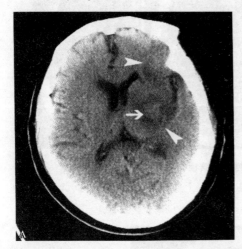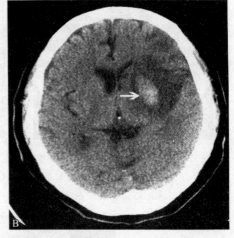

图 3-1-3　脑梗死出血性转化

男，74 岁。A.发病 1 天。左额叶、左基底节、左岛叶大片低密度灶（2 个白箭头），左基底节处似见稍高密度灶（白箭）；B.5 天后复查，左基底节边界清楚的肾形高密度影（白箭）。

（2）出血演变与自发性脑出血类似。

（3）欧洲急性卒中合作研究（ECASS）根据程度将 HT 分为 HI1、HI2、PH1 及 PH2。

（二）特别提醒

（1）尸解发现率高达 71%，CT 只能检出其中小部分，仅出血较多者才有临床意义。

（2）T_2WI 与 SWI 对本病敏感。

四、栓塞性脑梗死

栓塞性脑梗死为栓子脱落所致的脑梗死。基础疾病包括风湿性心脏病、心房纤颤、心内膜炎、心肌梗死、心肌病、动脉系统血栓、肺栓塞、感染、先天性心脏病等。特点为多发性、易出血及见于血管末梢供血区。临床表现为急性神经功能障碍，少数病例症状不明显。

（一）诊断要点

（1）常为多发性片状、楔形、结节状及不规则形低密度灶（图 3-1-4），大脑中动脉供血区最常见,包括基底节、皮质下及皮质区。

(2)50％以上继发出血。

(二)特别提醒

多发病变需与转移瘤及感染性病变鉴别,碘化油栓塞者局部见极高密度影。

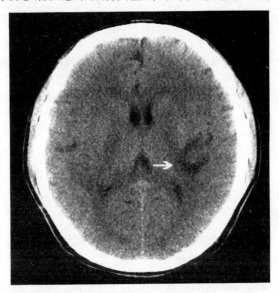

图 3-1-4　栓塞性脑梗死

男,49 岁。胃底静脉曲张内镜下硬化治疗术后。左基底节后部局限性低密度灶(白箭)。

五、缺血缺氧性脑病(HIE)

缺血缺氧性脑病(HIE)为各种原因窒息及缺氧所致,主要见于新生儿,也可为幼儿呼吸道梗阻及睡眠中被褥等压迫窒息,成年人呼吸、心搏骤停等。早产儿主要侵犯脑室周围白质,而足月儿、幼儿及成年人则主要为分水岭区、脑皮质、基底核,重者为弥漫性病变,但以幕上脑实质为著。临床表现易激惹、情绪异常、嗜睡、昏迷、木僵、肌张力低、神经反应迟钝等。

(一)诊断要点

(1)脑室周围白质、分水岭区、脑皮质、基底核脑实质密度减低,灰白质边界不清。

(2)丘脑及小脑、脑干可呈相对高密度(相对正常)。

(3)早产儿因侧脑室旁生发基质对缺血敏感,可见室管膜下与脑室内出血。

(4)增强扫描于亚急性可见斑片状或脑回状强化,为血脑屏障破坏所致。

(5)晚期囊状脑软化、脑室周围白质减少、脑萎缩。

（二）特别提醒

(1)必须了解是否为早产儿,其与足月儿表现不同,后者与成年人缺血缺氧性脑病表现类似。

(2)疑难及轻度 HIE 病例应行 MR DWI(扩散受限)及 MRS(乳酸峰增高)检查。

(3)早期(<7 天)诊断者疗效及预后较好,轻度 HIE 病变具有可逆性。

六、静脉窦血栓（DST）

静脉窦血栓(DST)为静脉窦内血栓导致静脉性脑梗死及颅内压增高的脑血管病,也可侵犯脑浅静脉及脑深静脉。临床上易误诊,基础疾病包括感染、脱水、血液病、抗磷脂综合征、肿瘤、创伤等。临床表现无特异性,包括恶心、呕吐、抽搐、视盘水肿、神经功能障碍、意识障碍等。

（一）诊断要点

(1)好发部位依次为上矢状窦、横窦、乙状窦、海绵窦、直窦、脑静脉,平扫密度增高(CT 值>50HU),可为绳索状。

(2)静脉性脑梗死为椭圆形低密度伴灶内高密度。

(3)大脑镰和小脑幕增厚及密度增高。

(4)增强示静脉窦内充盈缺损。

（二）特别提醒

(1)可疑病例应行 MRI 及 DSA 检查。

(2)大静脉血栓为丘脑等对称性低密度。

(3)需与动脉性脑梗死等鉴别。

七、烟雾病

烟雾病是一种原因不明的渐进性颈内动脉(ICA)上段至大脑前中动脉近端狭窄、脑底部异常血管网形成为特征的疾病,为青少年卒中最常见原因之一。女性较多见,4 岁左右与 30~40 岁最常见,常以脑缺血(幼年)或自发性出血(年龄较大者)就诊。

（一）诊断要点

(1)多为脑缺血,如梗死、萎缩及软化,20%见脑内或蛛网膜下腔出血。

(2)增强示脑深部及脑底部侧支血管扩张。

(3)CTA：ICA 上端及大脑前中动脉近端狭窄或闭塞。

(4)根据狭窄程度及范围分为 1～6 期。

（二）特别提醒

早期者 CT 平扫常为阴性。

八、脑血管炎

脑血管炎是一组非感染炎性病变，原因包括大动脉炎、巨细胞性动脉炎、结缔组织病累及脑动脉、结节性多动脉炎、Wegener 肉芽肿及 Behcet 病、原发性中枢神经系统血管炎，表现为血管壁炎性病变及脑梗死等。

（一）诊断要点

(1)常为颈内动脉系统供血区脑梗死及出血性病变，血流灌注下降。

(2)CTA 示动脉狭窄、闭塞及动脉瘤形成。

（二）特别提醒

(1)诊断有赖于病史（如前驱感染）及实验室检查，活检诊断正确率较低且风险较大。

(2)MRI 及增强 MRA 诊断价值较大。

九、高血压性脑出血

高血压性脑出血为原发性高血压时脑动脉破裂所致，是最常见的自发性脑出血。好发于 50～70 岁，急性起病，临床表现为头痛、呕吐、意识障碍、偏瘫、神经功能障碍等。CT 为本病首选检查，尤适合于急诊患者。

（一）诊断要点

(1)好发于基底节、丘脑、内外囊、脑干，脑叶及小脑少见，呈肾形、结节状或块状高密度（CT 值 50～70HU），灶周轻中度水肿，较大者破入脑室及蛛网膜下腔。

(2)吸收自周边开始，最终演变为软化灶。

（二）特别提醒

(1)等密度期 CT 易漏诊，此时 MRI 仍可见出血信号，亚急性期之后增强扫描可见环状强化。

(2)需与其他原因自发性出血、外伤性脑内血肿及肿瘤出血鉴别。

十、高血压脑病

高血压脑病是血压急骤升高所致的急性脑病综合征，也称后部可逆性脑病

（PRES），常见原因为恶性高血压、子痫、尿毒症、免疫抑制治疗等。病理改变为血管内皮细胞损伤及血脑屏障破坏所致的脑水肿、灶性出血及坏死。临床表现为急性头痛、呕吐、抽搐、意识障碍、肢体功能障碍等。

（一）诊断要点

（1）双侧弥漫或斑片状对称或不对称性低密度灶，脑沟变浅、脑回肿胀。

（2）大脑后动脉供血区，即顶枕叶及颞叶多见，也可侵犯基底节、额叶、小脑及脑干。

（二）特别提醒

（1）治疗后可完全恢复正常；CT 不如 MRI 敏感，难以检出灶性出血。

（2）需与静脉窦血栓等鉴别。

十一、自发性蛛网膜下腔出血（SAH）

自发性蛛网膜下腔出血（SAH）为血液进入蛛网膜下腔所致。以动脉瘤最常见，其次为各种脑血管畸形与高血压，少数为血液病、烟雾病、颅内肿瘤、抗凝治疗、血管炎、静脉血栓等。常在情绪激动或用力后发病，突发头痛、意识障碍、恶心、呕吐、脑膜刺激征（＋）。

（一）诊断要点

（1）弥漫性或局限性脑沟、脑裂及脑池密度增高，重者形似脑池造影，可合并交通性脑积水及血管痉挛所致脑梗死。

（2）CTA 示动脉瘤及血管畸形等基础病。

（二）特别提醒

（1）CT 有可能漏诊少数 SAH 及发病 7 天后的病例，此时需行 MRI 检查。

（2）出血所在部位有可能提示出血来源。

十二、脑死亡

脑死亡指全脑功能不可逆性丧失，即中枢神经系统对机体的控制能力永久性消失，其临床标志包括自动呼吸停止、深度昏迷、脑干及各种反射消失、脑生物电活动消失，造影示脑血液循环停止，并排除其他疾病。

（一）诊断要点

（1）全脑密度弥漫性降低，部分区域可能密度更低，灰白质边界模糊或消失，无强化，CTA 脑动脉不显影。

（2）脑沟裂消失，脑池狭窄，脑室可缩小。

(3)合并小脑天幕疝或枕骨大孔疝。

(二)特别提醒

(1)CT 征象仅具有提示作用。

(2)本病大脑镰及小脑幕、直窦、上矢状窦、大脑大静脉为相对高密度,勿误诊为 SAH。

十三、脑动脉瘤

脑动脉瘤是脑动脉局限性异常扩张。一般人群发生率为 0.5%～5%。病因包括动脉硬化、高血压、吸烟、经静脉吸毒、血管畸形及发育不良等。好发部位依次为前交通动脉及后交通动脉、颈内动脉及大脑中动脉分叉处、基底动脉、其他动脉。临床上以蛛网膜下腔出血(SAH)最常见(动脉瘤破裂是仅次于外伤的 SAH 第二大病因)。

(一)诊断要点

(1)脑动脉瘤破裂表现为 SAH。出血范围有助于推测动脉瘤部位。其他征象包括脑积水、脑室及脑实质血肿,偶见硬膜下血肿。

(2)未破裂者为局限性稍高密度影,内部及边缘可见钙化,巨大动脉瘤(>3cm)产生占位效应及颅骨侵蚀。

(3)增强及 CTA 可清楚显示动脉瘤形态(浆果状或囊状、梭形、假性动脉瘤)及载瘤动脉,血栓为充盈缺损。

(二)特别提醒

(1)<1cm 及破裂的动脉瘤显示率较低。

(2)提高显示率的方法包括 CTA 图像多方位旋转、薄层重组、减影处理等。

(3)后交通动脉起始部(正常时<3mm)、动脉分叉及转折处易误诊为动脉瘤。

(4)囊状动脉瘤应注明瘤颈与载瘤动脉。

十四、脑动静脉畸形(AVM)

脑动静脉畸形(AVM)由脑动脉与静脉直接交通及两者间结构紊乱的畸形血管(血管巢)构成,常在 20～40 岁出现症状,包括脑出血、抽搐、神经功能障碍、脑积水。

(一)诊断要点

(1)边界不清的等或稍高密度影,可伴钙化,有时可见增粗迂曲的血管与病变相连,合并脑内血肿、蛛网膜或脑室内出血。

(2)增强扫描血管巢呈蠕虫状,引流静脉及相应静脉窦增粗及增宽。

（二）特别提醒

DSA 仍是诊断本病的金标准,动态全脑 CTA 可获得类似效果。

十五、海绵状血管畸形

海绵状血管畸形为颅内最常见血管畸形之一,曾称海绵状血管瘤,由不成熟血管密集排列形成蜂窝状肿块,常见出血,畸形血管之间无脑组织。约 40% 出现抽搐及局部神经功能障碍等。

（一）诊断要点

(1)额颞叶灰白质交界最常见,其他见于小脑、脑干,偶发生于脑膜、脉络丛、室管膜、脑神经。平扫为等密度或稍高密度结节或肿块,无明显占位征,常见钙化,典型者为爆米花状。可合并出血。

(2)无强化,CTA 阴性或见血管移位。

（二）特别提醒

可合并其他血管畸形,如脑发育性静脉畸形,钙化较密实及出血时可误诊为高血压性脑出血。

十六、脑发育性静脉畸形（DVA）

脑发育性静脉畸形(DVA)是脑静脉发育异常所致,病理特征为脑白质内引流静脉迂曲扩张,可合并海绵状血管畸形。一般无临床症状,多偶然发现,也可因蛛网膜下腔出血或脑实质、脑室出血及局限性神经功能障碍等就诊。

（一）诊断要点

(1)平扫:正常或局部边界不清的等密度或稍高密度影,增强示星状髓静脉与粗大引流静脉呈毛刷状或海蛇头状,邻近室管膜静脉增粗,可向室管膜或脑表面引流。

(2)部位:小脑及额叶白质区最常见。

（二）特别提醒

(1)CT 平扫可为阴性,可疑者应行 MRI 检查。

(2)应与其他静脉增粗性疾病鉴别,如脑静脉引流异常、混合型血管畸形、Sturge - Weber 综合征等。

十七、Galen 静脉畸形

Galen 静脉畸形也称 Galen 静脉瘤,是动脉-静脉直接交通所致的大脑大静脉瘤样扩张。好发于婴幼儿及新生儿,少数为成年人。临床表现包括充血性心力衰竭、脑积水、神经功能障碍、抽搐、颅内出血等。

(一)诊断要点

(1)四叠体池与中间帆池条状或瘤状呈等密度或稍高密度,病变边界清楚,可伴钙化,幕上脑积水,邻近脑实质可见缺血、梗死及萎缩,可继发蛛网膜下腔出血、脑室内积血。

(2)明显及均匀强化,CTA 示大脑大静脉瘤样增粗。

(二)特别提醒

应与脑膜动、静脉瘘,高流量脑实质动、静脉畸形及复杂性脑静脉发育畸形鉴别。

十八、颈动脉海绵窦瘘(CCF)

颈动脉海绵窦瘘(CCF)是海绵窦段颈动脉或其分支与海绵窦直接交通,多因外伤所致,也可为自发性。最典型表现为搏动性眼球突出及杂音,其他包括视力下降、青光眼、头痛、睑水肿、蛛网膜下腔出血、脑神经功能障碍等。

(一)诊断要点

(1)眼球突出、眼外肌增粗、眼环增厚。

(2)眼上静脉、海绵窦、岩上窦、面部浅静脉等扩张。

(二)特别提醒

外伤后可在数天至 1 个月出现症状。

十九、脑膜动静脉瘘(DAVF)

脑膜动静脉瘘(DAVF)为脑动脉或脑膜动脉与静脉窦之间的异常交通,约占颅内动静脉畸形的 10%,好发于儿童及 40～60 岁成年人。临床表现包括杂音、头痛、抽搐、眼球突出等。

(一)诊断要点

静脉窦增宽明显时呈条状高密度,增强扫描显著强化,CTA 显示本病全貌,多方位观察有助于显示瘘口。

（二）特别提醒

(1)平扫可形似出血。

(2)静脉窦扩张不明显者 CT 可为阴性。

二十、脑动脉变异

随着断面影像学检查的普及,脑动脉变异发现率越来越高(20％左右)。一般无症状,但易发生动脉瘤及缺血性卒中。

（一）诊断要点

(1)永存动脉:如三叉动脉、舌下及听动脉、镫骨动脉、背侧眼动脉、原始嗅动脉,分别见于典型部位。

(2)窗型变异:椎动脉与基底动脉最常见,少数见于大脑中动脉及前动脉、颈内动脉。

(3)其他:动脉重复、动脉迷走及起源异常、副动脉、动脉发育不良或阙如。

（二）特别提醒

CTA 多方位观察有助于诊断本病。

二十一、血管性痴呆（VD）

血管性痴呆(VD)是脑血管病变所致的认知功能障碍,也称多发梗死性痴呆、血管性认知障碍。临床上有明确的卒中病史,诊断标准:脑梗死病灶＋卒中史,卒中后 3 个月内出现痴呆＋局部神经功能障碍,并排除其他类型痴呆。

（一）诊断要点

(1)多发局限性或大面积脑梗死。

(2)脑室周围及半卵圆中心性斑片状缺血性病变。

(3)多发灶性脑出血。

(4)CTP 示脑血流灌注下降。

(5)CTA 示脑动脉狭窄或闭塞。

（二）特别提醒

(1)本病 CT 表现无特异性。

(2)应与阿尔茨海默病(AD)等区别。

第二节　脑白质病

很多疾病均可引起脑白质髓鞘的病理变化,如感染、外伤、中毒、肿瘤、血管病、营养缺乏等。另外,还有病因不十分清楚的原发性白质变性,即原发性白质脑病。原发性白质脑病又分三型:脱髓鞘性白质脑病、髓鞘发育不良性白质脑病及混合型白质脑病。不同类型的脑白质病见表 3-2-1。

表 3-2-1　脑白质病分类

Ⅰ.脱髓鞘性白质脑病
多发硬化
进行性多发性白质脑病
播散性坏死性白质脑病
桥脑中央髓鞘溶解症
急性播散性脑脊髓炎
继发性白质脑病(缺氧、感染、外伤、缺血等)
肾上腺脑白质营养不良
Ⅱ.髓鞘发育不良性白质脑病
异染色性脑白质营养不良
肾上腺脑白质营养不良
Krabbe 病(类球状细胞型脑白质营养不良)
Canavan 病(海绵状脑病)
Alexander 病
Pelizaeus－Merzacher 病
Pelizaeus－Merjbacher 病
先天性代谢异常

一、脱髓鞘性白质脑病

脱髓鞘性白质脑病是指正常发育的髓鞘发生脱失的一类疾病。其病因尚不清楚,有人认为与病毒感染有关,多数人认为属于自家免疫性疾病。

(一)多发性硬化

多发性硬化(MS)是中枢神经系统最常见的脱髓鞘疾病。病变主要累及中枢神经系统白质,好发生于中青年,以 20～40 岁多见,女性多于男性。好发生于室管膜下特别是侧脑室的外上角、视神经及脊髓。

1.病理

多发性硬化(MS)的病理变化位于中枢神经系统的白质内。如脑内 MS 主要为白质内散发的脱髓鞘灶。

早期髓鞘破坏但轴索仍保持光整,血管周围脑实质出现炎性反应,有淋巴及单核细胞浸润,局部有水肿。中期炎性成分逐渐消失,髓鞘破坏的产物被吞噬细胞清除,形成点状坏死灶。至晚期由于胶质细胞及星形细胞增生明显,周围有网状与胶元纤维增殖形成多发疤痕组织,即"斑块"。"斑块"是 MS 独特的病理表现,其边缘清楚,可新可旧,大小不一,一般不超过 1.5cm,大的"斑块"多为小斑块融合所致。斑块虽可见于脑的任何部位,但最常见于侧脑室周围的白质,特别是其上外角。Brownwell 和 Haghes 发现大脑 MS 斑块 74％发生在白质,17％位于皮髓质交界处,4％在中央灰质,5％在皮质。约有 40％在脑室周围。内囊则几乎不受累,视交叉及视神经为其好发部位,视束则较少受累。部分病例脑干、小脑亦有 MS 灶,但斑块多较小。病程长者常有脑的普遍性萎缩。早期如髓鞘破坏严重者,髓鞘能再生,临床上可出现症状缓解。

2.临床表现

MS 可引起各种症状和体征,取决于脱髓鞘病灶的数目、大小及部位。最常见的为不同程度的运动、感觉和视力障碍,还可有脑干和小脑功能受损的症状。MS 病程多较长,且常有发作性加重和自发缓解。

3.CT 表现

平扫脱髓鞘病灶表现为一处或多处低密度斑。边界清楚或不太清楚,大小不等,可从数毫米至数厘米。除急性期外无占位效应。静止期或稳定期增强扫描无强化,急性期或加重期则强化明显,特别是增强后延迟扫描显示更清楚,增强的病灶大小不一,脑室周围病灶的最大径常多与侧脑室前后径垂直,偶尔出现环形增强或类似肿瘤的增强形式。没有占位效应有助于区别。晚期出现脑沟、脑池及脑室扩大。由于 MS 病灶常为复发、散在、新旧不一、缓解与复发交替,故同一病人可同时发现有增强或无增强的低密度灶及脑萎缩改变。(图 3-2-1)

4.鉴别诊断

多发硬化灶平扫为多发低密度灶,无占位表现,应与多发性脑梗死鉴别。后者多见于老年患者,起病较急,基底节部位及血管分布区为其好发部位。MS 多位于脑室周围白质内,病程较长,至少有二次缓解与复发或呈波浪、阶梯式进展。

(二)进行性多灶性白质脑病(PML)

PML 是一种少见的进行性白质脑病。目前认为系病毒感染所致的进行性髓鞘脱失,常继发于全身单核吞噬细胞系统疾病及免疫反应性疾病,多见于白血病和淋巴瘤,其他疾病如结核、红斑狼疮、艾滋病、结节病等以及接受免疫抑制治疗的病人均可发生。

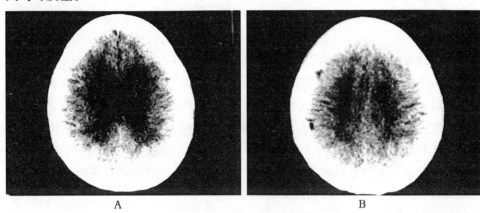

图 3-2-1　多发硬化

男性,37 岁,临床确诊为多发硬化。

A.CT 平扫示侧脑室体部前方及后方白质内双侧对称性低密度区,右侧体部外方可见小片状低密度灶,其长径与头部前后径垂直。B.同一病人上面的层面示左、右侧半卵圆中心前部亦有小片低密度灶,所见为多发硬化斑块。

1.病理

脑白质内多发、部分可融合成片的脱髓鞘区呈散在、不对称分布。髓鞘脱失是由于病毒破坏少支胶质细胞所致,主要发生在皮层下白质区,较少累及脑干、小脑和脊髓。病变区有显著的组织坏死,炎性浸润及胶质增生,少支胶质细胞内可见包涵体。少数可表现为孤立或扩散的肿块。晚期可发展为囊性萎缩。

2.临床表现

临床表现取决于病灶的数目及部位。一般起病急,病情呈进行性、智力减退、偏瘫、共济失调、颅神经麻痹,以至昏迷,大多预后不好,多于起病 3～6 个月内死亡,极少数也有存活者。

3.CT 表现

病灶多位于白质内,其特点是病灶远离侧脑室系统。多发、低密度区、病灶外缘多不规整呈波浪状、内缘光滑、无占位效应。病灶逐渐融合增大,多数无强化。

4.鉴别诊断

本病多位于顶枕部皮层下白质,远离脑室系统。与 MS 多位于侧脑室周围显然不同,且起病急、进行性昏迷,结合临床诊断不困难。

(三)脑桥中央髓鞘溶解症(CPM)

CPM 是一种少见的脑桥基底部髓鞘破坏,见于长期饮酒和营养不良患者。发病原因不太清楚,可能与电解质紊乱如低钠血症有关。动物实验证明本病可能由于纠正电解质紊乱过快引起脑桥中部髓鞘溶解。

1.病理

局限性脱髓鞘灶位于脑桥基底部,一般从中缝处开始向双侧发展,病变区内少支胶质细胞缺乏,病灶可扩散至脑桥被盖。向上波及中脑,不涉及软膜下及脑室周围区。病理上只有髓鞘脱失而神经细胞和轴突仍保持完整,偶见轴索增厚或断裂。急性期病变区静脉周围有炎性反应,几天后病灶软化,格子细胞反应及星形胶质增生。

2.临床表现

临床上病人有严重电解质紊乱,主要为低钠血症。神经症状方面主要有假性延髓性麻痹和意识障碍,嗜睡,四肢瘫痪等。

3.CT 表现

CT 平扫于脑桥基底部出现低密度区,无占位效应,病变可侵及颞叶,一般无强化,常伴有小脑萎缩。

4.鉴别诊断

低密度区病灶位于脑桥应与脑干梗死鉴别。根据病史及实验室检查血钠低于130mmol/L 即可诊断。

(四)肾上腺脑白质营养不良

本病较少见,是一种性联隐性遗传病,表现为肾上腺功能不全与脑白质髓鞘脱失。肾功能不全可以很明显,也可为亚临床型。病程为进行性,多见于 5～14 岁儿童。

本病既有髓鞘发育不良,又有髓鞘脱失,属混合型。一般脱髓鞘病变先从大脑后部开始累及枕叶、顶叶及额叶,呈局限对称性分布,病灶可越过胼胝体压部使双侧病灶连成一片。

脱髓鞘区前缘有炎性反应和血脑屏障破坏病灶,后部为不活动的胶质增生及钙化。晚期病变可累及大、小脑,并有弥漫性脑萎缩。局限性或弥漫性髓鞘及轴突缺失,常有多发的小囊状白质梗死。病变主要发生在半卵圆中心及脑室周围,对称或不对称,弓形纤维及胼胝体不受累,常伴有皮质性脑萎缩及基底节区腔隙性脑梗死。

1.CT 表现

CT 平扫见双侧枕角周围白质内有低密度灶,从后向前发展,呈对称性分布。有时于枕角部位低密度区内可见点状或斑状钙化影,双侧对称(图 3 - 2 - 2,图 3 - 2 - 3A、B)。

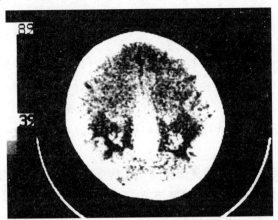

图 3 - 2 - 2 肾上腺脑白质营养不良

CT 平扫示双侧侧脑室体部后外侧可见对称性低密度影,边界不规则,其内可见多数小点状钙化影,患儿男性,10 岁,有家族史。

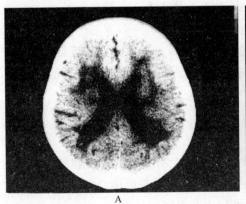
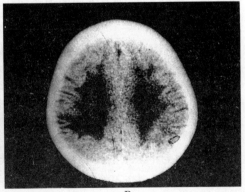

A   B

图 3 - 2 - 3 皮层下动脉硬化性脑病

患者女性,63 岁,高血压,因头痛、头晕入院求治。

A.CT 平扫示侧脑室周围有不规则之片状低密度影,以侧室前角及三角区明显。左侧侧室附近可见两个小梗死灶。

B.较上层面示双侧半卵圆中心白质密度减低明显,且密度不均,以右侧不均更为明显。

注射造影剂后可以发现病变前缘有增强。

2.鉴别诊断

本病脱髓鞘灶呈局限性对称性分布,多开始于侧脑室枕角区白质,病变从后方向前发展。播散性坏死性白质脑病也是局限性对称性髓鞘破坏,但病变开始于侧脑室前角周围的白质,由前向后进行性蔓延,并累及半卵圆中心。枕角周围白质内无钙化影。

(五)皮层下动脉硬化性脑病

本病由 Binswanger 于 1894 年首次描述了 8 例慢性进行性痴呆病人尸检的脑病理改变,因而被命名为 Binswanger 病。近年来人们发现此病不一定都发生在痴呆患者,且可能与皮层下髓质动脉壁硬化有关,故改称为皮层下动脉硬化性脑病。常见于 60 岁以上有高血压病史及其他动脉硬化征象者。

1.病理

本病病理改变继发于长的深部穿支动脉病变。这些小动脉均有透明样变性及内膜增厚、弹力变性及血管周围间隙增宽。深部脑白质内有局限性或弥漫性髓鞘及轴突缺失,常有多发的小囊状白质梗死。

2.临床表现

高血压,思维迟钝,记忆障碍,痉挛状态,晕厥及大发作等。视合并的腔隙性梗塞灶所在部位不同,而有不同的神经症状,本病在临床上不一定都有痴呆。

3.CT 表现

CT 平扫:①双侧侧脑室上外方及半卵圆形中心可见月晕状低密度区,对称或不对称,故有人称之为白质疏松。②基底节区、内囊或丘脑有单发或多发腔隙性梗塞灶。③脑萎缩所致脑室扩大。

增强扫描病变区无增强。

4.鉴别诊断

本病为老年人疾病,白质疏松所致低密度区位于脑室周围及半卵圆中心,与MS 不同之处是病变不像 MS 那样紧贴脑室表面,不累及胼胝体,MS 有 30% 以上侵及胼胝体。另外,Binswanger 病极少累及脑干及脊髓。

二、髓鞘发育不良性白质脑病

本病是由于染色体遗传缺陷酶的缺乏或先天性代谢障碍,导致中枢神经系统斑块状或弥漫性髓鞘脱失。

（一）异染色性脑白质营养不良

本病少见,系先天性硫脂酶 A 缺乏所致的硫脂代谢性疾病,一般为家族遗传性。本病患者硫脂酶 A 只及正常人的 $3\%\sim5\%$,致使酸性的硫苷脂沉积而引起髓鞘构成障碍,故又称硫脂沉积病。临床上表现为进行性痴呆、四肢瘫痪,并有小脑及脑干症状。

CT 表现:平扫见大脑半球、脑干及小脑白质有广泛对称性大小不一的低病变区,边界多不规则。增强无强化。

（二）海绵状脑病

此病也是一种罕见的家族遗传性疾病,常累及男孩。其病理改变主要是大脑皮质深部及皮层下白质包括弓形纤维呈广泛海绵样变性,伴明显的髓鞘脱失。轴突和神经细胞相对完整,皮层下弓形纤维受累而深部髓质的髓鞘完整。

病儿在出生后数月即可出现症状,如肌肉松弛、抬头困难,继之肢体痉挛、不能运动,出现去皮层状态并有强直性抽搐等。

CT 表现:头颅多增大,颅缝裂开。平扫示大脑半球皮层下对称性低密度区,而大脑皮层及深部基底节密度正常。增强无强化。

（三）类球状细胞型脑白质营养不良

本病又称 Krabbe 病。其髓鞘构成缺陷,是由于缺少 β -乳甙酶而导致脑苷脂类代谢障碍,为常染色体遗传性疾病,常于婴儿期发病。

病理上可见大脑髓质广泛而对称性髓鞘脱失,轴索也遭到破坏,可累及小脑和延髓,皮层下弓形纤维尚完整,病变区有星形胶质细胞增生。

临床上以进行性强直,肌张力高,抽搐发作,中枢性失明与失聪为其特点。

CT 表现:早期可无异常,随后脑室周围可见广泛低密度区,无强化。晚期出现广泛脑萎缩。

第四章 肺部疾病的 CT 诊断

第一节 肺先天性疾病与肺血管疾病

一、肺发育异常

肺发育异常包括肺阙如、肺不发育及肺发育不全。临床表现取决于畸形程度及健侧肺有无病变,主要包括呼吸困难、易反复呼吸道感染、喘鸣及肺源性心脏病等。

(一)诊断要点

1.肺阙如

一侧肺的血管、支气管、肺组织完全阙如。

2.肺不发育

一侧无肺组织及血管,支气管芽进入一盲囊(图4-1-1)。

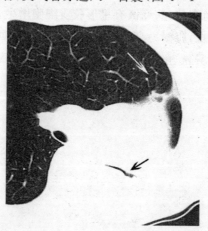

图4-1-1　肺不发育

女,47岁。未见左肺结构,但左支气管显示(黑箭)、远端为盲端,右肺代偿性膨大并疝入左侧胸腔(白箭),纵隔左移。

3.肺发育不全

肺组织、血管及支气管均减少及细小,肺叶段减少,可伴其他畸形。

(二)特别提醒

仔细观察肺、支气管、血管发育程度是区分上述三种疾病的关键。

二、肺隔离症

肺隔离症为局部肺组织由体动脉分支供血且无正常支气管与中央呼吸道相通,根据与胸膜关系分为肺叶内型与外型。临床表现为反复肺部感染,分流量较大时可引起心力衰竭。

(一)诊断要点

(1)常位于肺底部反复出现的炎性实变(图 4-1-2A),伴邻近肺气肿样改变。

(2)增强扫描显示供血动脉来自体动脉(图 4-1-2B),引流静脉可为肺静脉(肺叶内型)与体静脉(肺叶外型)。

(二)特别提醒

肺叶内型占 75%。青少年同一部位反复感染伴异常血管连接应考虑本病。

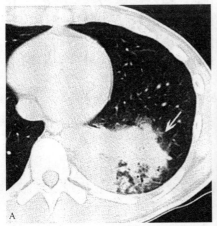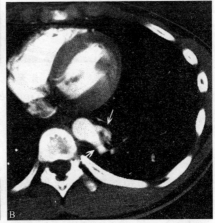

图 4-1-2　肺叶内型肺隔离症

男,18 岁。A.左下叶后基底段不均匀实变(白箭);B.抗感染治疗 2 个月后复查增强 CT,胸主动脉左缘见两支粗大血管发出,向左下叶走行(白箭)。

三、先天性大叶性肺气肿

先天性大叶性肺气肿(CLE)为各种原因先天性呼吸道不全性阻塞、所属肺叶过度膨胀所致,也称婴儿型大叶性肺气肿及先天性大叶性肺过度充气。常表现为新生儿期呼吸困难、发绀等。

（一）诊断要点

（1）病变肺叶或其一部分肺体积增大、密度减低、空气潴留、血管稀疏、叶间裂移位（图4-1-3A、B），有时见囊肿状病变。

（2）上叶多见，左多于右，其次为中叶。

（3）有时伴胸廓增大及先天性心脏病。

（二）特别提醒

肺叶体积增大及血管稀疏为 CLE 特征。

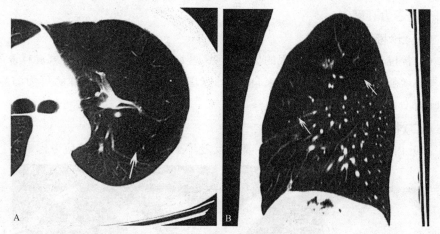

图 4-1-3　先天性大叶性肺气肿（CLE）

男，20岁。A、B.轴位平扫及矢状位 MPR，左上叶体积增大、密度减低、血管稀疏（A.白箭；B.白箭），左侧舌段多发索条影。

四、先天性肺呼吸道畸形

先天性肺呼吸道畸形以往称为囊性腺瘤样畸形（CAM）。病理学特征为囊实性病变，由纤维组织、平滑肌、内衬柱状上皮与纤毛上皮囊腔构成。根据囊腔大小分为：Ⅰ型（约占55％），至少1个囊腔＞2cm；Ⅱ型（约占40％），囊腔为0.5～2cm；Ⅲ型（约占10％及以下），为＜0.5cm 的微囊。临床表现为反复肺部感染、咯血、呼吸困难等，Ⅰ型与Ⅲ型常因其他并发畸形而难以存活。产前检查特点为羊水过多、胎儿水肿及肺囊实性肿块。

（一）诊断要点

（1）肺内不同大小的多囊性（偶为单囊性）病变（图4-1-4），为气体、水样密度及软组织密度混杂。

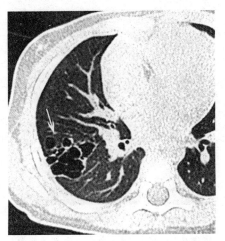

图 4 - 1 - 4　Ⅱ型先天性肺呼吸道畸形

女,1 岁。右下叶外基底段多发蜂窝状低密度影(白箭),最大者 1.2cm。

(2)较大病变可致邻近肺实质、肺门及纵隔结构移位。

(二)特别提醒

(1)本病主要需与肺段隔离症鉴别,增强扫描确定有无体动脉供血为鉴别的关键。

(2)单一大囊者可误诊为支气管囊肿。

五、肺内支气管囊肿

肺内支气管囊肿属前肠囊肿,仅<30％位于肺内,为胚胎时期部分支气管芽未与支气管树相通所致。病理学特征为囊壁由软骨、平滑肌及腺体构成,囊内为稠厚黏液。临床上可无症状,或因反复感染、咯血、胸痛等就诊。

(一)诊断要点

(1)肺内含液、含气或含液-气的类圆形肿物,边界清楚锐利,壁薄(图 4 - 1 - 5)。

(2)邻近肺实质受压或支气管活瓣样阻塞所致过度充气(空气潴留)。

(二)特别提醒

(1)约 50％病例因囊液内蛋白成分、钙质等而呈较高密度。

(2)合并感染时囊壁增厚及强化,囊肿迅速增大,病变周围肺实质炎性改变,需与肺脓肿鉴别。

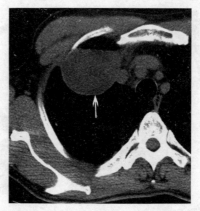

图 4-1-5　肺内支气管囊肿

女,50岁。右上叶前段囊状病变,边界清楚(白箭),大部为水样密度,前部见气液平面。

六、肺动静脉瘘

肺动静脉瘘(PAVF)也称肺动静脉畸形,是单支或多支肺动脉、静脉之间直接交通,单发或多发。临床表现包括咯血、发绀、槌状指、呼吸困难、脑栓塞与脓肿等,合并皮肤、黏膜、内脏动静脉瘘时称遗传性出血性毛细血管扩张症。

(一)诊断要点

(1)PAVF 血管巢为类圆形等密度影,边界清楚,常见多支血管与之相连,增强扫描可分辨供血动脉与引流静脉(图 4-1-6A、B)。

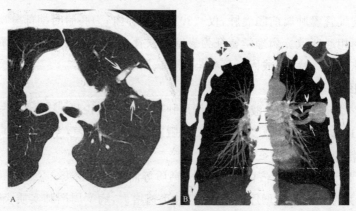

图 4-1-6　肺动静脉瘘(PAVF)

男,58岁。A.轴位平扫,左上叶前段外侧胸膜下椭圆形肿物,前面及内侧缘各见一迂曲条状影(白箭);B.增强扫描冠状位 MIP,病变强化与血管一致,可见粗大肺动脉分支(白色燕尾箭头)及引流静脉(白箭)与肺门相连。

（2）出血时可见斑片状磨玻璃病变或实变。

（二）特别提醒

绝大多数 PAVF 动脉来自肺动脉，引流静脉为肺静脉，仅 5％见体动脉参与供血。

七、部分性肺静脉异位引流

正常时肺静脉回流至左心房，若其与体静脉系统连接则称肺静脉异位引流，其中累及 1～3 支肺静脉为部分性肺静脉异位引流（PAPVC），右侧者常伴继发孔型房间隔缺损及法洛四联症，而左侧者常无症状。临床表现类似先天性心脏病，包括乏力、胸痛、发绀、杂音等。

（一）诊断要点

连续扫描层面显示肺静脉走行异常，异常回流部位包括上腔静脉、奇静脉、右心房、冠状静脉窦及下腔静脉、肝静脉等，CTA 对病变显示更佳（图 4-1-7）。

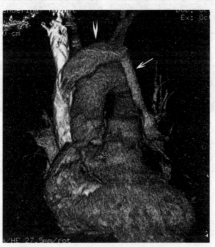

图 4-1-7　部分性肺静脉异位引流（PAPVC）

男，49 岁。CTA 诊断，左上肺静脉（白箭）向内上走行，汇入左头臂静脉（白色燕尾箭头）。

（二）特别提醒

（1）右肺或右下肺静脉引流至膈下体静脉＋右肺发育不全时称弯刀综合征。

（2）左侧 PAPVC 易与永存左上腔静脉混淆，后者向下注入冠状窦。

八、肺动脉阙如

肺动脉阙如也称肺动脉中断，病侧肺血液供应来自代偿扩张的体动脉分支，如肋间动脉、内乳动脉、锁骨下动脉及无名动脉等。右侧者较多,而左侧者常伴主动脉弓等处心血管畸形。临床表现包括感染、咯血等。

(一)诊断要点

(1)病变侧无肺动脉起始部或距起始部14cm内终止,肺门缩小(图4-1-8A、B)。

(2)病侧胸膜增厚、胸膜下多发索条状及线状影、支气管树正常,可合并出血征象。

(二)特别提醒

与 Swyer-James 综合征不同的是,本病无空气潴留。

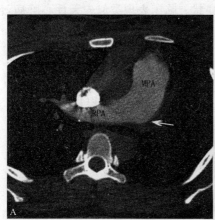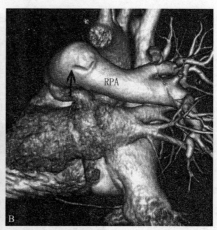

图4-1-8 肺动脉阙如

女,28岁。A.轴位增强扫描。左肺动脉起始部(白箭)未见相应血管,MPA—主肺动脉,RPA—右肺动脉。B.VR图后面观,黑箭示左肺动脉起始部圆钝状闭塞,RPA—右肺动脉。

九、肺栓塞

肺栓塞(PE)是最常见的致死性心血管急症之一,病因包括下肢静脉曲张及血栓、长期卧床、恶性肿瘤、骨折、脑血管病、心力衰竭、肥胖、妊娠及产褥期、炎性肠病、抗磷脂综合征、雌激素治疗、近期手术等。临床表现包括呼吸困难、胸痛、心动过速、猝死等,实验室检查D-二聚体增高。急性PE(aPE)吸收不完全时转变为慢性PE(cPE),表现为肺动脉高压、右心功能不全等。目前CT肺动脉成像(CTPA)是其最有效的影像学检查。

(一)诊断要点

(1)平扫一般显示间接征象:包括肺梗死(约10%,楔形、扇形,或伴有不规则形实变)(图4-1-9A)、肺少血征(Westermark征,局部肺密度减低及血管稀疏与细小）、马赛克灌注、胸腔积液、膈肌抬高、右心增大等。

（2）增强扫描示肺动脉及其分支腔内充盈缺损或完全不强化,远端血管强化减弱或不强化。

（3）aPE:充盈缺损常位于血管中心,或骑跨于动脉分叉处,与管壁之间呈锐角相交,充盈缺损周围条纹状或轨道状对比剂充填(图 4 - 1 - 9B)。

（4）cPE:充盈缺损与管壁可为钝角相交或附着于管壁,栓子可钙化(图 4 - 1 - 9C、D),局部见网状侧支血管影,其他继发征象包括肺动脉增粗、右心室增大。

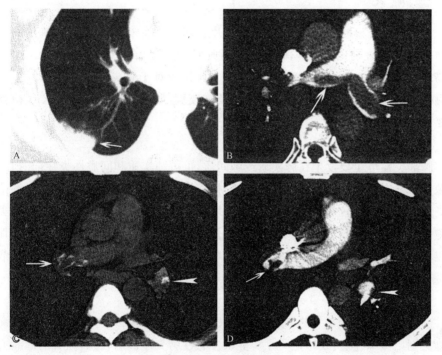

图 4 - 1 - 9　肺栓塞(PE)

A、B.aPE。A.女,36 岁。右肺动脉 PE 伴肺梗死,右下叶背段胸膜下实变(白箭);B.女,69岁。左、右肺动脉干充盈缺损(白箭)并跨越肺动脉分叉部。C、D.女,31 岁。cPE。C.平扫,左(白箭头)及右动脉(白箭)多发高密度影;D.CTPA,左(白箭头)、右(白箭)肺动脉内均见偏心性充盈缺损。

（5）体动脉侧支血管扩张,以支气管动脉最常见(管径＞2mm),其他包括内乳动脉、肋间动脉、膈动脉、心包动脉等。

（6）随访显示肺梗死逐渐吸收,呈溶冰状,最终可遗留少量索条状或斑片状影。

（二）特别提醒

PE 最重要的鉴别诊断是对比剂流不均匀及射线硬化所致假性充盈缺损、肿瘤侵犯肺动脉（充盈缺损为肿块一部分，范围超过血管）、肺动脉阙如（肺动脉闭塞端圆钝）。

第二节　肺部感染性疾病

一、肺炎

大多数肺炎诊断不困难，一般根据胸片表现结合临床，可以做出正确诊断。有时肺炎的 X 线表现比较特殊，临床症状不典型，抗生素治疗效果较差，为了鉴别诊断要求做胸部 CT 检查。经验证明，胸部 CT 扫描对于肺炎病灶的形态、边缘、分布，病灶内支气管情况，纵隔肺门淋巴结及胸膜病变的观察，是对普通 X 线检查的重要补充。

（一）病理

肺部炎症可主要发生在肺实质或肺间质，也可肺实质和间质性炎症同时存在。细菌、病毒、支原体、卡氏囊虫、放射线照射及过敏，均可引起肺炎。其中，以细菌性肺炎及病毒性肺炎较常见。肺炎时，肺实质与肺间质的主要病理变化为渗出，炎性细胞浸润，增生及变质。急性炎症以渗出及炎性细胞浸润为主要病理变化，慢性炎症以增殖及炎性细胞浸润为主要病理变化。在病理大体标本上可表现为结节实变，不规则实变区，肺段及肺实变。

（二）临床表现

肺炎的主要症状是发热、咳嗽、咯血及胸痛，急性肺炎以发热为主要症状，而慢性肺炎则以咳嗽、咳痰及咯血为主要症状。急性肺炎多起病较急，但有的起病亦不明显。慢性肺炎无明确急性肺炎阶段，此时根据临床和 X 线诊断比较困难，常需与其他疾病鉴别。急性细菌性肺炎时白细胞常增加，而其他性质肺炎及慢性肺炎白细胞总数及分类改变不明显。

（三）CT 表现

CT 检查可准确反映肺部炎变大体形态和分布。肺炎的主要 CT 表现如下：

1.肺段或肺叶实变

病变为均匀一致的密度增高，在肺叶或肺段分布，密度均匀，体积略小，常可见典型的空气支气管造影的表现（图 4－2－1），肺段与肺叶支气管多不狭窄阻塞，肺门与纵隔多无肿大淋巴结。

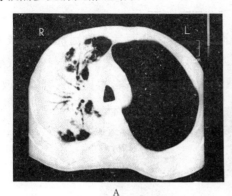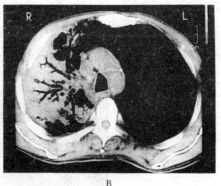

图 4-2-1　右上肺大叶性肺炎

A.肺实质像。B.纵隔窗像。示右上肺实变,体积稍缩小,可见空气支气管造影征,支气管镜检查为炎症。

2.两肺多发片状密度增高影

病灶形态不规则,多呈楔形或梯形,边缘多不规则且模糊,病变沿支气管走行分布,多位于两中、下肺野内、中区(图 4-2-2)。病变区可见含气支气管影像。

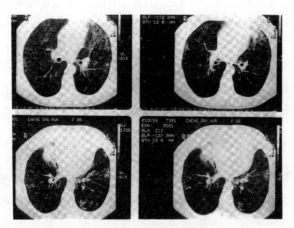

图 4-2-2　两下肺炎症

两下肺片状密度增高影,边缘模糊,可见含气支气管影像。

3.结节与肿块

病变呈球形,即所谓球形肺炎,病变边缘比较规则;或呈波浪状,也可有毛刺,有时边缘较模糊,常可见粗大纹理或参差不全的毛刺样结构(图 4-2-3),密度多均匀,CT 值稍低于软组织密度;有的病变之边缘部密度稍低于中央部;有时可见空洞,病灶在胸膜下时常有局限性胸膜增厚及粘连带,其胸膜反应程度较周围型肺癌明显。

　　球形肺炎酷似肿瘤,易被误诊肺癌而手术,应注意两者之鉴别,前者一般有感染历史,血象增高,病变边缘较模糊,邻近胸膜反应较广泛,无空泡征与细支气管充气征。其周围可有粗大血管纹理,但走行较自然,追随观察,短期内就有吸收改变。

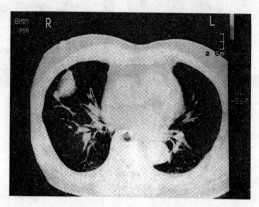

图 4-2-3　球形肺炎

　　男,86 岁,有感冒发热史,胸片发现右肺中野球形病灶。CT 示右肺中叶外侧段类圆形密度增高影,轮廓清楚,其外 1/3 带密度较淡,病变周围血管纹理增多、增粗。10 个月后,CT 扫描示病变已吸收。

　　4.两肺多发结节状密度增高影

　　此种表现少见,病灶大小多不足 1cm,边缘较清楚,但不锐利,病灶密度均匀,多分布在中下肺野,其 CT 表现颇似肺转移瘤,两者鉴别较困难。

二、肺脓肿

　　肺脓肿是一种伴有肺组织坏死的炎性病灶,由化脓性细菌性感染所引起,X 线上常呈圆形肿块,其周围有压缩和机化的肺组织包绕,其中心常有气液面,表明已与气道相通。肺脓肿常合并胸膜粘连,脓胸或脓气胸,肺脓肿的诊断一般不困难,有时需与肺癌、结核及包裹性脓胸鉴别。

CT 表现

　　在 CT 上,肺脓肿呈厚壁圆形空洞者居多,也可呈长圆形,有的厚壁空洞,内外缘均不规则,有时可显示残留的带状肺组织横过脓腔,常可见支气管与脓腔相通。在主脓腔周围常有多发小脓腔。如脓肿靠近胸壁,则可显示广泛的胸膜改变,可有明显的胸膜肥厚或少量的胸腔积液(积脓)(图 4-2-4)。有时肺脓肿可破入胸腔引起脓胸。

　　肺脓肿常需与包裹性脓胸相鉴别。脓胸的脓腔 CT 表现一般比较规则,没有周围的小脓腔,脓腔内壁较规整,不呈波浪状,脓腔壁一般较窄,宽度较均匀一致,变换体位扫描脓胸的外形可有改变。

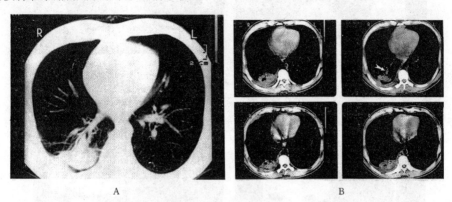

图 4-2-4　右下肺脓肿

　　A.肺窗像。B.纵隔窗像。右下肺后外基底段大片密度增高影,内有不规则密度减低区,内缘较模糊,右下叶后基底段支气管(↑)伸入片影内。后胸壁胸膜有显著增厚伴少量胸腔积液。

三、肺结核

　　对于肺结核,普通 X 线检查一般能满足诊断需要,但当在中、老年遇到一些 X 线表现不典型病例时,诊断颇为困难,主要是与原发支气管肺癌鉴别常无把握。经验证明,有针对性地应用 CT 检查对于肺结核的鉴别诊断很有帮助。

(一)CT 表现

　　肺结核的 CT 表现多种多样,可归纳为以下几个方面:

1.肺结核瘤

　　病理上结核瘤为干酪样肺炎的局限化,周围有纤维组织包绕成为球形,或由多个小病灶的融合,与单个病灶的逐渐增大而成(后者称肉芽肿型),境界清楚者为纤维包膜完整,而境界不清楚者,纤维包膜不完整,周围有炎性浸润及纤维增殖组织。

　　CT 表现客观地反映了结核瘤病理变化。结核瘤通常为直径≥2cm 的单发或多发球形高密度影、多呈圆形、类圆形,亦有呈轻度分叶状者,边缘多清楚规整(图 4-2-5),少数模糊,密度多不均匀,多数可见钙化(图 4-2-6)。有空洞者亦不少见,空洞为边缘性呈裂隙状或新月状。结核瘤周围,一般在外侧缘可见毛刺状或胸膜粘连带,大多数病例可见卫星灶,有的病例可见引流支气管。

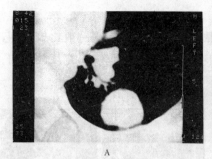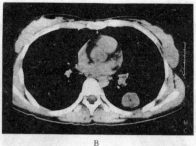

图4-2-5　左下肺结核瘤

A.肺实质像。B.纵隔像。后下肺背段有一直径约3cm类圆形肿块,轮廓清楚,边缘光滑,无明显分叶,密度均匀,未见钙化。左肺门影增大示淋巴结肿大。

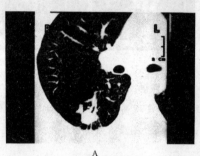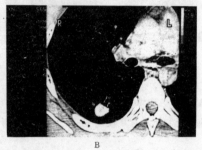

图4-2-6　左下肺结核瘤钙化

A.肺实质像,右下肺背段类圆形病变,直径约2cm,胸膜侧有粘连束带,周围有斑点状影。B.纵隔像,病变大部分钙化。

2.结节性阴影

为直径0.5～2.0cm圆形、类圆形高密度阴影,可单发或多发(图4-2-7),可有钙化,小空洞或小空泡状低密度,贴近胸膜者可见胸膜肥厚粘连带。

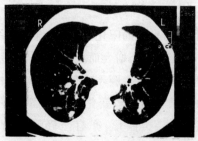

图4-2-7　两肺结节性阴影

两下肺多个直径0.5～1.3cm结节状影,轮廓清楚。

3.肺段或肺叶阴影

在 CT 上可表现为肺段或肺叶的实变区,体积缩小,密度多不均匀,可见支气管充气像(图 4-2-8),少数可见空洞,病理上,这些病变为干酪样或(和)渗出性病变,或干酪增殖样病变。

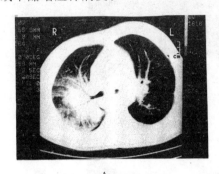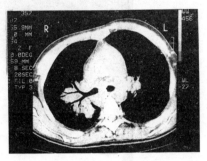

图 4-2-8　肺结核呈肺叶实变

确诊为慢性粒细胞性白血病两年,现乏力,低热。A.肺窗像。B.纵隔窗像。CT 示右上肺大片实变,边缘模糊,可见空气支气管造影征。右侧胸廓稍缩小,支气管黏膜活检为结核。

4.斑点状与斑片状影

与普通 X 线一样,多为散在分布的斑点状与斑片状软组织密度影,边缘模糊,密度不均,病灶内可见钙化与小空洞,亦可见小支气管充气像。

有的病灶由多个小结节,直径 2~5mm,堆集在一起成小片状(图 4-2-9),这些小结节为腺泡结节样病灶,病理上上述阴影为干酪增殖性结核。

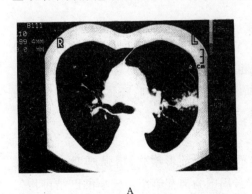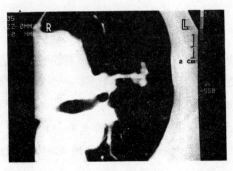

图 4-2-9　肺结核

男,67 岁;左肺上叶尖后段见一斑片状影,略呈楔形底向外侧;该阴影内有多个斑点状影,直径 2~3mm。B.A 下方 1cm 层面,肺门外方可见 4 个直径 3~5mm 之小结节堆集成小片,为腺泡结节性病变。手术证实为干酪增殖性结核。

5.空洞性阴影

多为薄壁空洞,呈中心透亮的环形阴影(图4-2-10),慢性纤维空洞性结核,其壁较薄,内壁光滑,周围可见扩张的支气管与纤维化改变。

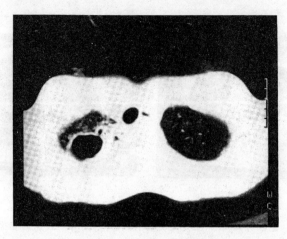

图4-2-10   肺结核薄壁空洞

右上肺尖后段浸润性肺结核,薄壁空洞。

6.粟粒性阴影

急性粟粒性肺结核,阴影直径在5mm以下,密度均匀,边界欠清晰,与支气管走行无关,与血管纹理走行一致;亚急慢性粟粒结核者,病变边缘多较清晰,病变大小不很均匀。

7.纤维条索影

病变为纤维条索状致密影,边界清晰,它与正常肺纹理不同,没有从内到外的由粗变细及逐渐分枝的树枝样分布,而是粗细均匀,僵直,并与正常肺纹理的行走方向不一致。病变可局限于一个肺段或肺叶,或位于一侧肺;肺体积缩小,纵隔向患侧移位。

8.肺门纵隔淋巴结肿大和钙化

大于2cm以上淋巴结增强扫描常显示为周边环形增强,增强厚度一般不规则,其病理基础是淋巴结中央为干酪样坏死,周围为肉芽组织。较小淋巴结可均匀增强,淋巴结钙化可为圆形、类圆形、簇状及不规则斑点状。

9.胸膜病变

急性期可见游离胸腔积液,慢性期见局限性或广泛性胸膜肥厚,局限性包裹性积液,胸膜结核瘤及胸膜钙化。

（二）诊断与鉴别诊断

根据上述 CT 表现结合临床与 X 线所见一般能做出正确诊断；但在实际工作中，与肺癌、结节病及淋巴瘤等的鉴别有时存在困难，应注意鉴别。

1.周围型肺癌

原发性肺癌的肿块形态不规则，边缘不整，有分叶且较深，边缘多有锯齿状或小棘状突起，或细短毛刺，常有支气管充气征与空泡征，钙化少见，常伴有胸膜皱缩征。两肺结核结节或结核瘤形态较规则，边缘多光整，病灶内有边缘性空洞或小圆形液化坏死所致的低密度灶，常有钙化，周围多有卫星灶。

2.肺门与纵隔淋巴结核需与肺癌肺门纵隔淋巴结转移以及结节病相鉴别

结核性淋巴结肿大于增强后扫描呈现边缘性增强，中心相对低密度是特征性所见，且好发于右气管旁（2R、4R），气管与支气管区（10R）和隆突下区对鉴别也有帮助；恶性肿瘤转移性淋巴多数＞2cm，增强扫描多呈均匀一致性增强，其转移部位与原发肿瘤的淋巴引流一致。恶性淋巴瘤的淋巴结增大常常多组淋巴结受累，可位于血管前间隙，多有融合趋向，包绕与侵犯血管，致血管壁境界不清，结节病的淋巴结肿大，多为两侧肺门淋巴结呈对称性，土豆块样；多无钙化。

3.胸腔积液

CT 发现胸膜实性结节或肿块时，有助于肿瘤诊断，仅表现为胸腔积液时不能鉴别结核或转移瘤；包裹性积液以结核多见，但也可见于肺癌转移。

第三节　肺肿瘤

一、肺癌

肺癌是我国最常见的恶性肿瘤之一，其 CT 诊断占有十分重要的地位。

由于 CT 图像密度分辨率高，影像无重叠，能检出微小早期病变，能发现纵隔肿大的淋巴结，确定肿瘤侵犯胸膜的范围，确定肿瘤与周围大血管关系等诸多优点，现已愈来愈广泛地用于肺癌的诊断。随着 CT 技术的不断开发，扫描设备的不断改进以及在肺癌 CT 诊断方面经验的不断积累，CT 在肺癌的诊断上将发挥更重要的作用，它在肺癌的早期诊断、病期的确定，临床治疗效果的观察方面具有重要价值。

（一）病理

组织学分类：可分为五种类型，①鳞癌；②未分化癌，又可分为大细胞癌与小细胞癌；③腺癌；④细支气管肺泡癌；⑤以上这几种类型的混合型，如腺鳞癌。

鳞癌：在支气管肺癌中发生率最高，鳞癌较多发生于大支气管，常环绕支气管壁生长，使支气管腔狭窄，亦可向腔内凸出呈息肉样，其空洞发生率较其他类型高。鳞癌生长较慢，病程较长，发生转移较晚。鳞癌的发展趋向于直接侵犯邻近结构。

未分化癌：未分化癌的发生率仅次于鳞癌，约占 40%，发病年龄较小，其生长速度快，恶性程度高，早期就有淋巴或血行转移。未分化癌大多向管壁外迅速生长，在肺门区形成肿块，较少形成空洞。

腺癌：腺癌发生率仅次于鳞癌和未分化癌，约占 10%，腺癌较多发生于周围支气管，亦能形成空洞，但较鳞癌少见，腺癌较易早期就有血行转移，淋巴转移也较早，较易侵犯胸膜，出现胸膜转移。

细支气管肺泡癌：它起源于终末细支气管和肺泡上皮，其发生率占 2%～5%，分为孤立型、弥漫型与混合型，细支气管肺泡癌生长速度差异很大，有的发展非常迅速，有的病例发展非常缓慢，甚至可多年保持静止。

根据肺癌的发生部位可分为中央型、周围型和弥漫型。根据肿瘤形态可分为六个亚型，即中央管内型、中央管壁型、中央管外型、周围肿块型、肺炎型及弥漫型。

中央管内型：是指癌瘤在支气管腔内生长，呈息肉状或丘状附着于支气管壁上。肿瘤侵犯黏膜层或（与）黏膜下层，可引起支气管不同程度阻塞，产生肺不张、阻塞性肺炎、支气管扩张或肺气肿。

中央管壁型：是指肿瘤在支气管壁内浸润性生长，也可引起支气管腔的不同程度狭窄。

中央管外型：是指肿瘤穿破支气管壁的外膜层，并在肺内形成肿块。可产生轻度肺不张或阻塞性肺炎。

周围肿块型：表现为肺内肿块，其边缘呈分叶状或规整，瘤肺界面可有或无间质反应，也可有一薄层肺膨胀不全圈。肿块内可形成瘢痕或坏死，当肿瘤位于胸膜下或其附近时因肿瘤内瘢痕收缩，肿瘤表面胸膜可形成胸膜凹陷，肿瘤坏死经支气管排出后，可形成空洞。

周围肺炎型：肺癌可占据一个肺段大部，一个肺段或一个以上肺段，有时可累及一个肺叶。其病理所见与大叶性肺炎相似，肿瘤周边部与周围肺组织呈移形状态，无明显分界。此型多见于细支气管肺泡癌。

弥漫型：弥漫型肺癌发生于细支气管与肺泡上皮。病灶弥漫分布于两肺，呈小灶或多数粟粒样病灶，亦可两者同时存在，此型多见于细支气管肺泡癌。

（二）临床表现

肺癌在早期不产生任何症状，多数在查体时才发现病变。最常见的症状为咳嗽，多为刺激性呛咳，一般无痰，继发感染后可有脓痰，其次为血痰或咯血，为癌肿表面破溃出血所致，一般多是痰中带有血丝。

肺癌阻塞较大的支气管，可产生气急和胸闷，当支气管狭窄，远端分泌物滞留，发生继发性感染时可引起发热。

肿瘤侵犯胸膜或胸壁可引起胸痛，当胸膜转移时，如产生大量胸水，可出现胸闷、气急。

肺癌常转移至脑，其临床表现与原发脑肿瘤相似。纵隔内淋巴结转移，可侵犯膈神经，引起膈麻痹，侵犯喉返神经可引起声音嘶哑。上腔静脉侵犯阻塞后，静脉回流受阻，可引起脸部、颈部和上胸部的浮肿和静脉怒张。尚可引起四肢长骨、脊柱、骨盆与肋骨转移，往往产生局部明显的疼痛及压痛。有的病人可引起内分泌症状。肺上沟癌侵犯胸壁，可产生病侧上肢疼痛、运动障碍和浮肿。

（三）CT 表现

1.中央型肺癌

CT 能显示支气管腔内肿块（图 4-3-1）、支气管壁增厚（图 4-3-2）、支气管腔狭窄与阻断（图 4-3-3、图 4-3-4）、肺门区肿块（图 4-3-5）等肺癌的直接征象，继发的阻塞性肺炎与不张（图 4-3-6），以及病灶附近或（和）肺门的淋巴结肿大等。CT 对于显示右上叶前段、后段，右中叶，左上肺主干与舌段支气管，以及两下肺背段病变较常规 X 线平片和断层为优，CT 可显示支气管腔内和沿管壁浸润的早期肺癌（图 4-3-7）。

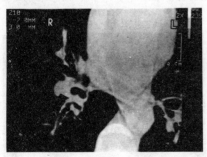

图 4-3-1　中央型肺癌

右肺下叶背段支气管开口处有一小丘状软组织密度结节影（↑），直径 7mm，向下叶支气管腔内突入，使之变窄。病理证实为下叶背段低分化鳞癌。

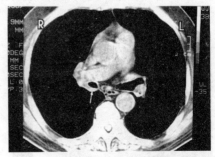

图 4-3-2　中央型肺癌

右中间段支气管变窄，后壁增厚（↑），病理证实为鳞癌。

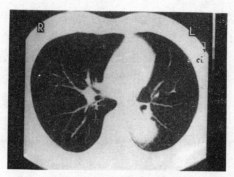

图4-3-3 中央型肺癌

左肺下叶背段支气管变窄,其远端有一类圆形肿块,病理证实为结节型黏液腺癌。

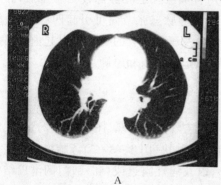

A

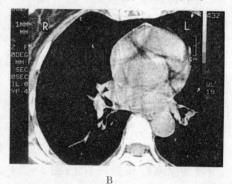

B

图4-3-4 中央型肺癌

女,55岁,痰中带血一个月,伴胸闷气短,痰中发现腺癌细胞。A.CT平扫右中叶支气管层面,肺窗示右中叶支气管腔显示不清。B.相应层面纵隔窗示右中叶支气管狭窄,手术病理证实为腺癌。

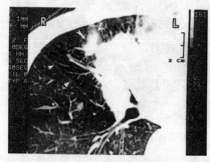

图4-3-5 中央型肺癌

右肺门区肿块,中叶支气管明显变窄并阻断,肿块远侧有模糊片影(↑),斜裂(△)向前移位,活检证实为鳞癌。

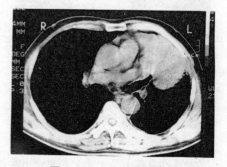

图4-3-6 中央型肺癌

左上叶支气管狭窄阻断,远侧有软组织密度肿块,纵隔旁有楔形实变影,纵隔向左侧移位,所见为肺癌(鳞癌)合并肺不张。

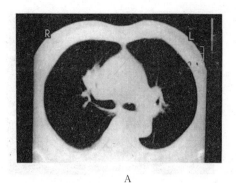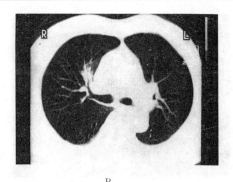

A　　　　　　　　　　　　　　B

图 4－3－7　早期中央型肺癌

　　男,61 岁,患者因肺部感染住院。A.示右上肺前段片状密度增高影。B.经治疗后右上肺片影吸收,但示前段支气管狭窄,壁厚僵硬,普通 X 线检查阴性。手术病理证实为早期鳞癌。

　　2.周围型肺癌

　　周围型肺癌在 CT 上显示有一定特征,即使小于 2.0cm 的早期肺癌,也有明确的恶性 CT 征象。

　　(1)形态:多为圆形和类圆形的小结节(或肿块),但也有的可呈斑片状或星状(图 4－3－8、图 4－3－9)。

　　(2)边缘:多不规则,有分叶切迹,多为深分叶(图 4－3－10)。可见锯齿征,小棘状突起与细毛刺(图 4－3－11、图 4－3－12),肺癌的毛刺多细短,密集,大小较均匀,密度较高。病理上为肿瘤的周围浸润及间质反应所致。

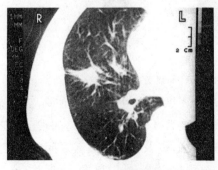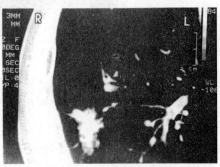

图 4－3－8　周围型肺癌

　　右中叶外侧段病变,外形不规则,呈星状。

图 4－3－9　周围型肺癌

　　右下肺外基底段斑片状密度增高影,边缘不规则,毛糙,密度不均匀,术前诊断为肺结核,病理证实为细支气管肺泡癌。

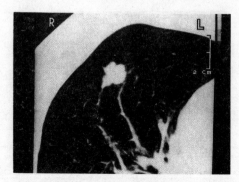

图 4 - 3 - 10   周围型肺癌

右肺中叶外侧段结节状密度增高影,大小为1.6cm×2.0cm,边缘不规则,有深分叶改变,病理证实为腺癌。

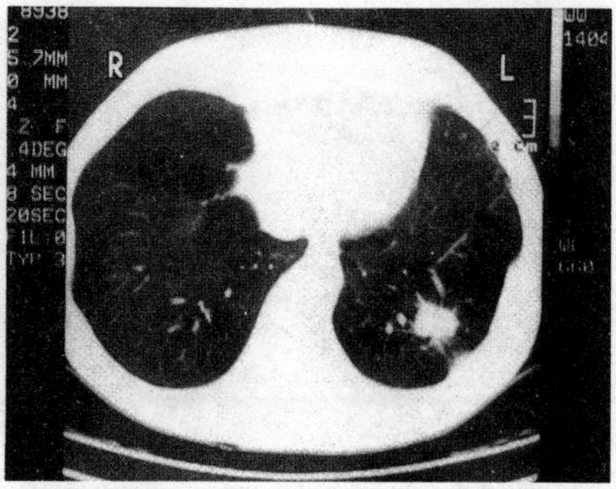

图 4 - 3 - 11   周围型肺癌

左下肺后基底段结节影,边缘有细短毛刺。

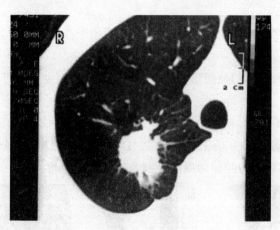

图 4 - 3 - 12   周围型肺癌

右上肺后段结节影,边缘呈锯齿状,病理为腺癌。

(3)内部密度:大多数肿瘤密度较均匀,部分密度不均匀,可见空泡征,空气支气管征(图4-3-13、图4-3-14),以及蜂窝状改变(4-3-15A、B),病理上为未被肿瘤侵犯的肺组织,小支气管或细支气管的断面,以及乳头状突起之间的气腔。上述CT征象多见于细支气管肺泡癌与腺癌。钙化少见,可为单发,小点状,位于病变中央或偏心(图4-3-16、图4-3-17),其病理基础可以是肺癌组织坏死后的钙质沉着,亦可能是原来肺组织内的钙化病灶被包裹所致。病变的CT值对诊断帮助不大。

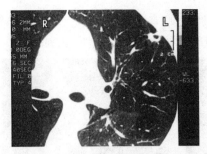

图4-3-13　周围型肺癌

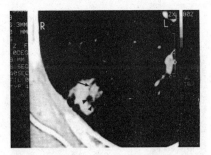

图4-3-14　周围型肺癌

左上肺前段胸膜下小结节影大小约0.9cm×1.0cm,内有小圆形空气密度影空泡征,病理证实为细支气管肺泡癌。

右上肺后段斑片状影,可见细支气管充气征(↑)与空泡征(▲),病理证实为细支气管肺泡癌。

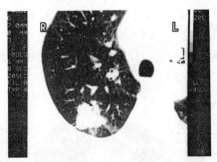

A

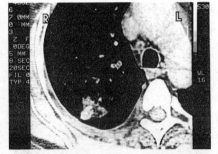

B

图4-3-15　周围型肺癌

右上肺后段斑片影,肺窗(A)显示细支气管充气征(↑),纵隔窗(B)显示病变内有多数直径约1mm之低密度(接近空气密度)影,呈蜂窝状,胸膜侧有一结节样软组织密度影。

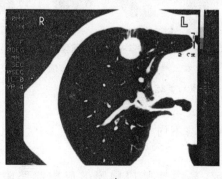

A

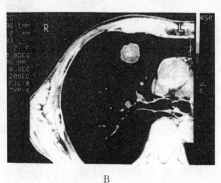

B

图4-3-16　周围型肺癌

A.肺窗示右上叶前段结节影,直径约2.2cm,略呈分叶,胸膜侧边缘不规则,呈锯齿状。B.纵隔窗示病变中央有数个小点状钙化密度影,病理证实为腺癌。

（4）血管支气管集束征：肿块周围常可见血管与小支气管向病变聚集（图4-3-18），研究97例直径3cm以下的肺癌，其中68例（70%）有此征象。

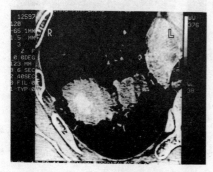

图4-3-17　周围型肺癌

右上肺后段肿块影，其外1/3有斑点状钙化。肺门淋巴结肿大。

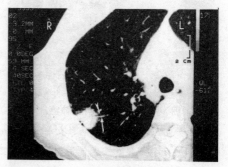

图4-3-18　周围型肺癌

左下肺背段结节样病变，可见与血管（↑）和细支气管（↑）相连接。

（5）病变远侧（胸膜侧）模糊小片影或楔形致密影，此为小支气管与细支气管阻塞的表现（图4-3-19）。

（6）亚段以下支气管截断，变窄（图4-3-20）。

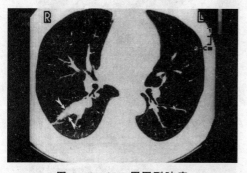

图4-3-19　周围型肺癌

右下叶背段支气管外侧支中断，远侧有一分叶状肿块，略呈葫芦状，其胸膜侧有楔形密度增高影（↑）。

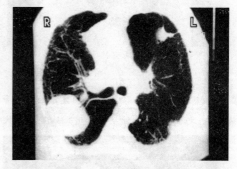

图4-3-20　周围型肺癌

右上叶后段支气管分出亚段支气管处中断（↑），其远侧可见分叶状肿块。

（7）空洞：肺癌的空洞形态不规则，洞壁厚薄不均，可见壁结节（图4-3-21）；多见于鳞癌，其次为腺癌。

（8）胸膜凹陷征：因肿瘤内瘢痕形成，易牵扯脏层胸膜形成胸膜凹陷征（图4-3-22），肺癌胸膜改变较局限。

上述周围型肺癌的征象于病变早期即显示十分清楚，明确。对于某一病人来说不一定具备所有这些征象，可能只出现2～3个征象。

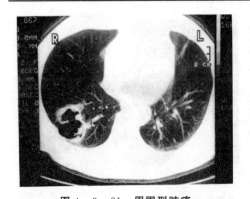

图 4 - 3 - 21　周围型肺癌

　　右下肺背段空洞性病变,其壁厚薄不均,内缘有壁结节,病理证实为腺癌。

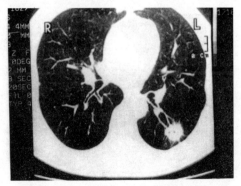

图 4 - 3 - 22　周围型肺癌

示胸膜凹陷征、空泡征,并见病变与血管连接,病理证实为鳞癌。

　　周围型肺癌中需特别提出的是孤立型细支气管肺泡癌,在常规 X 线上常被误诊为结核、炎症,或因病变较小而漏诊。而 CT 表现有一定特征,如能对它的 CT 表现有一定认识,一般能做出正确诊断。通过对 38 例细支气管肺泡癌的 CT 诊断进行分析,发现细支气管肺泡癌除有一般肺癌 CT 征象外,尚有以下几个特点:①病变位于肺野外周胸膜下(图 4 - 3 - 23);②形态不规则,呈星状或斑片状;③多数(约76％)病变有空泡征或(和)空气支气管征(图 4 - 3 - 24);④胸膜凹陷征发生率高。

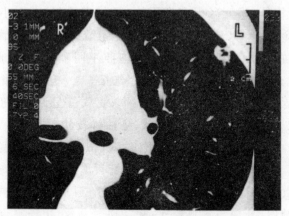

图 4 - 3 - 23　孤立型细支气管肺泡癌(早期)

左上肺前段胸膜下小结节,边缘有锯齿状改变,可见小泡征,并有胸膜凹陷改变。

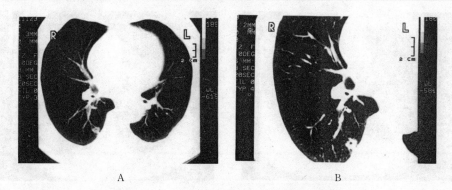

图 4－3－24　孤立型细支气管肺泡癌（早期）

A.层厚 9mm,常规 CT 扫描。B.薄层(3mm 层厚)CT 扫描。

右下肺背段胸膜下小结节病变,边缘不规则,可见小泡征与胸膜凹陷征,并见与血管连接(A),观察一年余,病变大小形态无改变,手术病理证实为肺泡癌。

3.弥漫型肺癌

见于弥漫型细支气管肺泡癌,有两种情况:①病变累及一个肺段或整个肺叶。②病变广泛分布于两肺。因其手术机会少,不易被证实。总结 14 例经手术或(和)病理证实的弥漫型细支气管肺泡癌的 CT 表现,根据病变形态可分为四个亚型:①蜂房型;②实变型;③多灶型;④混合型,可归纳为 5 个有特征性的征象:①蜂房征,病变区内密度不均,呈蜂房状气腔,大小不一,为圆形及多边形(图 4－3－25),其病理基础是癌细胞沿着肺泡细支气管壁生长,但不破坏其基本结构,而使其不规则增厚,故肺泡腔不同程度存在;此征与支气管充气征同时存在,有定性意义。②支气管充气征,与一般急性炎性病变不同,其特点为管壁不规则,凹凸不平;普遍性狭窄;支气管呈僵硬、扭曲状;主要是较大的支气管,较小的支气管多不能显示,呈枯树枝状(图 4－3－26);可与炎症性病变相鉴别。③磨玻璃征,受累肺组织呈近似水样密度的网格状结构,呈磨玻璃样外观(图 4－3－27),其病理基础是受累增厚的肺泡内充满黏蛋白或其他渗液。④血管造影征,增强扫描前可见病变在肺叶、肺段分布,呈楔形实变,病变尖端指向肺门,外围与胸膜相连;密度均匀一致,边缘平直,亦可稍外凸或内凸,无支气管充气征(图 4－3－28);增强后可见均匀一致的低密度区内树枝状血管增强影。⑤两肺弥漫分布的斑片状与结节状影(图 4－3－29)。

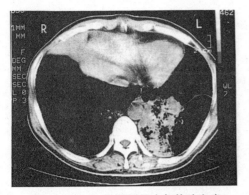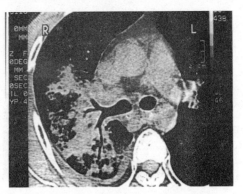

图 4－3－25 弥漫型细支气管肺泡癌

左下肺病变内显示蜂窝征。

图 4－3－26 弥漫型细支气管肺泡癌

病变内显示支气管充气征与蜂窝征,前者呈枯树枝状。

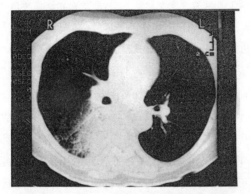

图 4－3－27 弥漫型细支气管肺泡癌

右下肺病变呈磨玻璃样外观。

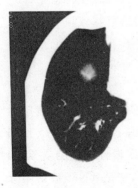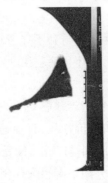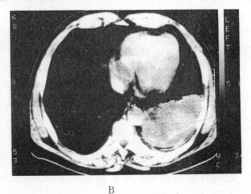

A B

图 4－3－28 弥漫型细支气管肺泡癌

A.肺窗;B.纵隔窗。示左下叶实变,呈软组织密度,前缘稍外凸,病变内未见支气管充气征。

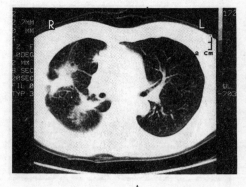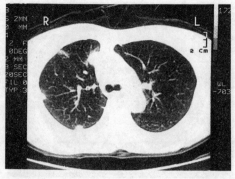

A　　　　　　　　　　　　　　　B

图 4-3-29　弥漫型细支气管肺泡癌

A.经过左上叶支气管层面示右肺野内多发斑片状影,形态不规则,有胸膜凹陷改变。B.经过气管隆突层面,于胸膜下与纵隔旁多个结节状影,手术病理证实为细支气管肺泡癌。

4.多发性原发性支气管肺癌(简称多原发性肺癌)

是指肺内发生两个或两个以上的原发性肺癌。肺内同时发生的肿瘤,称同时性;切除原发性肺癌后,出现第二个原发性肺癌,称异时性。其发生率,国外文献报道多在 1%~5%,自 1980 年以来,国内文献报道在 0.5%~1.6%,较国外报道明显偏低。多原发性肺癌的诊断标准:异时性,组织学不同;组织学相同,但间隔 2 年以上;需原位癌;第二个癌在不同肺叶,并且二者共同的淋巴引流部位无癌,诊断时无肺外转移。同时性,肿瘤大体检查不同并分开;组织学不同;组织学相同,但在不同段、叶或肺,并属原位癌或二者共同的淋巴引流部分无癌,诊断时无肺外转移。

CT 检查时,对于两肺同时出现孤立性块影或肺内同时存在孤立性病变与支气管的狭窄阻塞,或首次原发癌切除两年以后,肺内又出现任何肿瘤,应考虑第二个原发癌的可能性。多原发性肺癌的 CT 表现,大多呈孤立的结节状或块状软组织影,可有分叶和毛刺,支气管狭窄或阻塞性肺炎与肺不张等(图 4-3-30);而转移癌常呈多发的球形病变,边缘较光整,多无分叶和毛刺或肺不张征象。

5.肺癌的临床分期与 CT 的作用

对肺癌进行分期的目的在于提供一个判定肺癌病变发展程度的统一衡量标准,从而有助于估计预后,制订治疗方案和评价疗效,目前通常所采用的是经 1986 年修改的 TNM 分类方法。T 表示肿瘤的大小与范围,N 是区域性淋巴结受累,M 为胸外远处转移。CT 在支气管肺癌临床分期中有很大作用,它是 TNM 放射学分类的最佳方法。与普通 X 线比较,在肺癌分类上 CT 有以下优点:

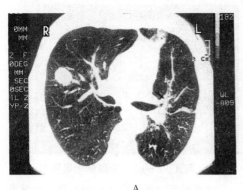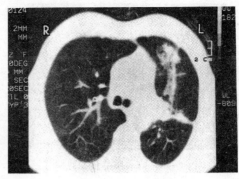

| A | B |

图 4-3-30　多原发肺癌

　　A.右上肺前段有一直径 2.0cm 之结节影,外后缘欠光整,有小棘状改变;左上叶舌段支气管示变窄壁增厚(↑)。B.左上肺有自纵隔旁向侧胸壁走行之楔形致密影,其前方肺野(前段)有斑片状影,尖后段支气管断面未显示;病理证实右上肺前段病变为鳞癌,左上肺支气管开口部狭窄,为未分化癌。

　　(1)CT 可显示肿瘤直接侵犯邻近器官:肿瘤直接侵入纵隔的 CT 表现为纵隔脂肪间隙消失(图 4-3-31),肿瘤与纵隔结构相连。纵隔广泛受侵时,CT 扫描分不清纵隔内解剖结构。

　　CT 可清楚显示肿瘤侵犯血管的范围与程度,对术前判断能否切除很有帮助。当肿瘤与主动脉接触,但两者间有脂肪线相隔时,一般能切除(图 4-3-32);当肿瘤与主动脉或肺动脉粘连时,CT 表现为肿瘤与大血管界线消失,文献报告肿瘤包绕主动脉,上腔静脉在周径 1/2 以上时一般均不易切除。

　　邻近肿块处的心包增厚、粘连或心包积液表明肿瘤直接侵犯心包或心包转移。

　　(2)CT 能显示纵隔淋巴结肿大:有无淋巴结转移是肺癌临床分期中很重要的因素。即使肿瘤很小,如有淋巴结转移,就要归入到 Ⅱ 期或 Ⅲ 期;有无肺门或纵隔淋巴结转移是比原发肺肿瘤大小更重要的观察肺癌远期预后的指标。一般以直径大于 10~15mm 作为淋巴结转移的标准,CT 发现淋巴结增大的敏感性较高,达 70% 以上,但特异性较低,定性差,病因学诊断仍需组织学检查。CT 检查可指明肿大淋巴结的部位,以帮助选择最合适的组织学检查方法。如经颈或经支气管镜纵隔活检,胸骨旁纵隔探查术等。

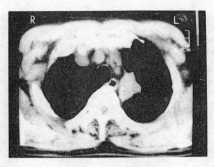

图 4 - 3 - 31　肺癌侵犯纵隔

左上肺尖后段有一不规则肿块影,密度均匀,病变侵犯纵隔内脂肪,其下邻近层面可见与主动脉弓顶后部紧贴。

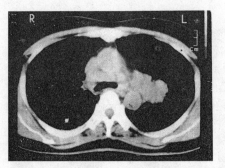

图 4 - 3 - 32　肺癌侵犯纵隔

左肺门有一不规则肿块影与降主动脉紧贴,但两者间有线状脂肪密度影相隔,气管隆突前方有数个结节状软组织密度影,气管隆突前缘受压变平。手术病理证实为右上肺鳞癌,纵隔淋巴结转移,肿块与降主动脉无粘连。

原发性肺癌有一定的引流扩散途径,右肺癌一开始就有转移到同侧肺门淋巴结的趋向(10R)(图 4 - 3 - 33),然后转移到右气管旁淋巴结(2R,4R)(图 4 - 3 - 34),很少转移到对侧淋巴结(约 3%),但左侧肺癌在同侧淋巴结转移后常播散到对侧淋巴结。左上肺癌通常一开始转移到主肺动脉窗淋巴结,左上叶和左下叶的肺癌首先播散到左支气管区域(10L)淋巴结。右肺中叶和两下肺癌常在早期播散到隆突下淋巴结(图 4 - 3 - 35)。下叶病变也可扩展到食管旁、肺韧带和膈上淋巴结,熟悉这种引流途径有助于对纵隔、肺门淋巴结的性质做出评价;如右肺癌的病人很少可能只有主肺动脉窗淋巴结转移,此区域的孤立淋巴结肿大很可能系其他原因如结核性肉芽肿所致。

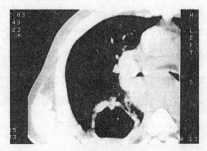

图 4 - 3 - 33　右下肺癌肺门与隆突下淋巴结转移

右下肺巨大空洞性病变,壁厚薄不均,有一小液面,右肺门增大,可见结节影,隆突下有巨块状软组织密度影。

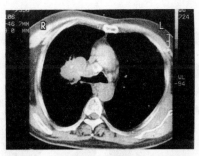

图 4-3-34 右肺癌右肺门与气管旁淋巴结转移

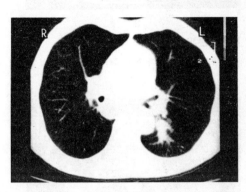

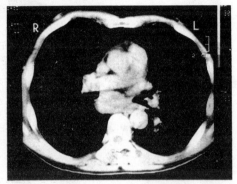

A   B

图 4-3-35 左下肺癌隆突下淋巴结转移

A.肺实质像,B.软组织像左下叶背段结节状病变约 1.5cm×2cm 大小,左肺门增大,并不规则,隆突下有 4cm×3cm 大小软组织密度肿块。病理证实为左下肺癌,左肺门及隆突下淋巴结转移。

(3)CT 对肺癌侵犯胸膜的诊断价值:周围型肺癌直接侵犯胸膜及胸膜转移均可引起胸膜病变,CT 上表现为肿瘤附近局限性胸膜增厚,胸膜肿块及胸腔积液等胸膜转移征象(图 4-3-36),肿块附近胸膜增厚为肿瘤直接浸润。

(4)可以确定远处脏器转移:肺癌容易转移到肾上腺、脑、肝等远处脏器(图 4-3-37),尸检资料提示肺癌有 35%～38%转移到肾上腺,以双侧转移多见。脑转移可以发生在原发肺癌之前。对于上述器官的 CT 扫描,对肺癌临床分期与确定能否手术很有必要。有些医院主张将肺癌病人的 CT 扫描范围扩大,包括上腹部与肾上腺区。

此外,CT 还可显示肿瘤直接侵犯胸壁软组织与附近骨结构以及骨转移的征象。肺癌可直接侵犯或转移至胸骨、胸椎、肋骨,引起骨质破坏与软组织肿块(图 4-3-38、图 4-3-39),CT 上骨质破坏表现为形状不规则、边缘不整齐之低密度,少数病灶可为成骨性转移,CT 显示为受累的骨密度增高(图 4-3-40A、B)。

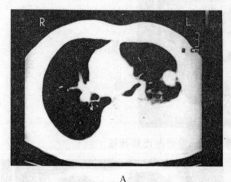
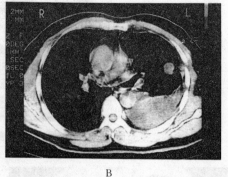

A   B

图 4-3-36　左上肺癌侵犯胸膜

A.肺窗像;B.纵隔窗像。左上肺外带胸膜下有一结节状病变,其外侧胸膜增厚并有凹陷,胸腔中等量积液,病理证实为肺泡癌胸膜转移。

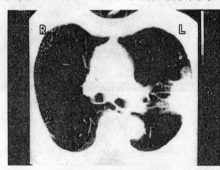
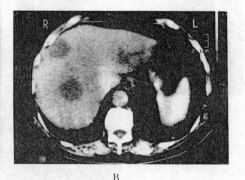

A   B

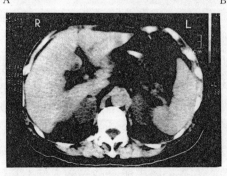

C

图 4-3-37　肺癌肾上腺转移

A.左上肺中野外带有一肿块影,形态不规则略呈分叶,紧贴胸壁,病理证实为鳞癌。B.肝左、右叶内有多个大小不等圆形低密度影。C.两侧肾上腺区有软组织密度肿块影,所见为肺癌肝与肾上腺转移。

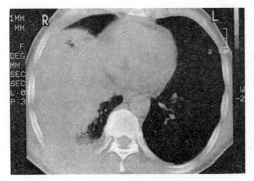

图 4-3-38　**肺癌侵犯肋骨与心包**

　　右下肺巨大软组织密度肿块影与心影相连,右侧心包影消失。后胸壁肋骨破坏消失并有胸壁软组织肿块影,为肺癌侵犯胸壁、肋骨及心包。

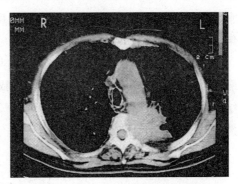

图 4-3-39　**肺癌直接侵犯椎体**

　　左上肺尖后段椎旁不规则软组织密度肿块影,靠近胸椎椎体左缘骨质受侵蚀破坏。

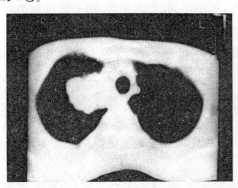

A

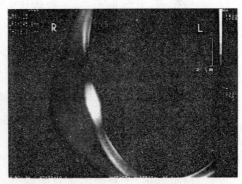

B

图 4-3-40　**肺癌肋骨转移**

　　A.右上肺纵隔旁分叶状肿块与纵隔内气管旁圆形肿块影融合。B.右第 6 肋外缘中后部骨质密度增高,骨皮质与骨松质境界不清。其外侧胸壁软组织梭形肿块,病理证实为右上肺鳞癌肋骨转移。

(四)鉴别诊断

1.中央型肺癌

　　中央型肺癌有典型的 CT 表现,一般诊断不难,但有时它所引起的支气管阻塞性改变与支气管内膜结核所引起的表现在鉴别上存在一定困难。支气管内膜结核可引起肺叶不张,甚至一侧全肺不张,在 CT 上支气管腔显示逐渐变窄而呈闭塞,但不形成息肉样或杯口样肿块影;在狭窄的支气管周围很少形成明显的肿块影,通常没有明显的肺门或纵隔淋巴结肿大;如有淋巴结肿大一般较小,位于气管旁,通常可见钙化,在肺内常可见支气管播散病灶可作参考,支气管内膜结核多见于青年人。

中央型肺癌尚需与引起肺门肿块的其他疾病相鉴别。这些疾病包括转移性肿瘤、淋巴瘤、淋巴结结核、结节病以及化脓性炎症等,其中除淋巴结核外,肺门淋巴结肿大,大多见于两侧,支气管腔无狭窄,无腔内肿块,有时有压迫移位,但内壁光滑,肿大淋巴结位于支气管壁外。

2.周围型肺癌

肺内孤立型球形病变的病因很多,以肺癌与结核球多见,其他还有转移瘤、良性肿瘤、球形肺炎、支气管囊肿等,应注意鉴别。

(1)结核球:边缘多光滑,多无分叶毛刺,病灶内可见微细钙化,呈弥漫或均匀一致性分布,CT值多高于160HU,可有边缘性空洞,呈裂隙状或新月形;结核周围大多有卫星病灶,局限性胸膜增厚多见。

(2)转移瘤:有各种形态,一般病灶多发,大小不同,形态相似,由于转移瘤来自于肺毛细血管后静脉,因而病变与支气管无关系。

(3)良性肿瘤:病变密度均匀,边缘光滑,分叶切迹不明显,多无细短毛刺与锯齿征以及胸膜皱缩,无空泡征与支气管充气征。错构瘤内可见钙化,其CT值可高于160HU,也可见脂肪组织,CT值在−50HU以下。

(4)支气管囊肿:含液支气管囊肿发生在肺内可呈孤立肿块性阴影;CT表现为边缘光滑清楚的肿块,密度均匀,CT值在0~20HU,但当囊肿内蛋白成分丰富时,可达30HU以上,增强扫描,无增强改变。

(5)球形肺炎:多呈圆形或类圆形,边缘欠清楚,病变为炎性且密度均匀,多无钙化,有时周围可见细长毛刺,周围胸膜反应较显著,抗感染治疗短期复查逐渐缩小。

(6)肺动静脉瘘或动静脉畸形:CT上为软组织密度肿块,呈圆形或椭圆形,可略有分叶状,边缘清晰,病灶和肺门之间有粗大血管影相连,增强动态扫描呈血管增强,有助于与非血管性疾病鉴别。

二、腺瘤

支气管腺瘤发生于支气管黏膜腺体上皮细胞,以女性患者较多见。

(一)病理

支气管腺瘤可分为两种类型,即类癌型和唾液腺型,以前者多见,占85%~95%。唾液腺瘤又可分圆柱瘤(腺样囊性癌)、黏液表皮样腺瘤和多形性腺瘤(混合瘤），约 3/4 的支气管腺瘤发生于大支气管为中央型，支气管镜检查可以看到肿瘤。中央型腺瘤常向支气管腔内生长，呈息肉样，引起支气管腔的狭窄、阻塞，产生阻塞性肺炎、肺不张、支气管扩张等继发改变。

类癌型腺瘤是低度恶性的肿瘤，常常有局部侵犯，可累及支气管壁并向外生长，形成肺门肿块，可转移到局部淋巴结并可有远处转移。

（二）临床表现

中央型腺瘤可引起支气管腔的阻塞，产生阻塞性肺炎、肺不张，引起发热、咳嗽、咳痰和咯血。类癌型腺瘤偶可产生类癌综合征，出现面部潮红、发热、恶心、呕吐、腹泻、低血压、支气管哮鸣、呼吸困难以及心前区有收缩期杂音等。

（三）CT 表现

中央型支气管腺瘤表现为支气管腔内息肉样肿瘤（图 4-3-41），支气管腔阻塞中断，断端常呈杯口状，其远侧可有阻塞性炎症或肺不张表现，反复感染发作可导致支气管扩张或肺脓肿。当肿瘤侵犯支气管壁并向壁外发展形成肺门肿块及转移到肺门淋巴结时，与支气管肺癌难以鉴别。周围型支气管腺瘤 CT 表现为肺野内球形病变，通常轮廓清楚，整齐而光滑，密度均匀，不形成空洞，可有钙化，但很少见，CT 表现接近于良性肿瘤（图 4-3-42）。但有些腺瘤可有分叶征象，并可伴有细小毛刺影，使其与肺癌甚为相似（图 4-3-43）。

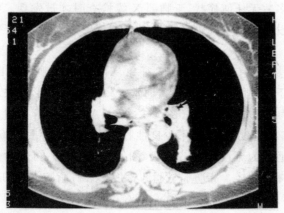

图 4-3-41　中央型支气管腺瘤

左下叶背段支气管开口处有一息肉样肿瘤（↑）向下叶支气管腔内突出，背段支气管阻塞致肺段性不张与炎症。

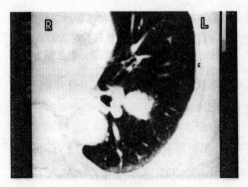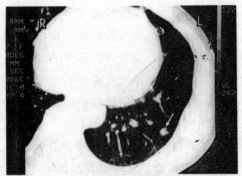

图4-3-42　类癌

左下肺有一类圆形病变,直径约2cm,轮廓清楚,密度均匀,边缘欠光整,稍有分叶。

图4-3-43　类癌

左下肺外基底段小结节影(↑),直径约0.7cm,轮廓清楚,外缘有分叶,手术病理证实为类癌。

三、肺部其他肿瘤与肿瘤样病变

(一)肺部原发性良性肿瘤

肺部原发性肿瘤比较少见,肿瘤类型很多,包括平滑肌瘤、纤维瘤、脂肪瘤、血管瘤、神经源性肿瘤、软骨瘤等,错构瘤虽属发育方面的因素引起,但性质近似良性肿瘤。这些肿瘤多数无任何症状,于胸部X线检查时才被发现。有些周围型肿瘤可有痰中带血。发生于大支气管者可以引起支气管腔的阻塞,产生阻塞性肺炎和肺不张的症状。

CT表现:大多数没有特征性的CT征象,不同类型的肿瘤CT表现相似,很难加以区别。发生于周围肺组织的肿瘤,通常表现为肺内球形肿块,边缘清楚,整齐而光滑,形态多为圆形或椭圆形(图4-3-44A),可以有分叶,但多为浅分叶(图4-3-45),多数密度均匀,但不少良性肿瘤可有钙化,错构瘤与软骨瘤的钙化更为多见。钙化通常为斑点状或结节状(图4-3-44B),可自少量至大量。错构瘤钙化可表现为爆米花样。脂肪瘤呈脂肪密度。含有脂肪组织的肿瘤密度部分下降,少数错构瘤有此征象(图4-3-46),其CT值常在-50HU以下。空洞在良性肿瘤极少见,病变周围无卫星灶。良性肿瘤生长缓慢,无肺门及纵隔淋巴结肿大。

(二)肺炎性假瘤

肺炎性假瘤是非特异性炎症细胞集聚导致的肺内肿瘤样病变,但并非是真正的肿瘤,也不是另一些特异性炎症所引起的肿瘤样病变,例如结核球,因此称为炎性假瘤。其发病率约为肺内良性球形病变的第二位。女性中较多见,发病大多为中年人。其病理分型尚不统一,根据细胞及间质成分之不同,可有多种名称,如纤维组织细胞瘤、黄色瘤样肉芽肿、浆细胞肉芽肿、纤维性黄色瘤、硬化性血管瘤等。肺炎性假瘤可有包膜或无包膜。

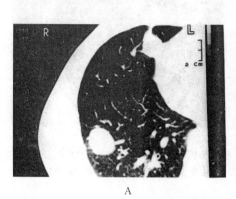 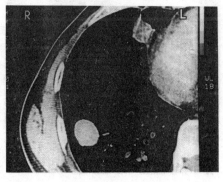

图 4-3-44　右下肺错构瘤

A.肺窗:右下肺前外基底段交界处有一类圆形病变,直径约 2.5cm,边缘光整。B.纵隔窗:病变后部有两小钙化点。

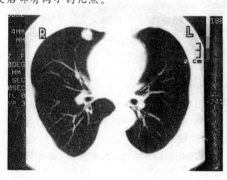 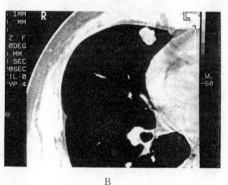

图 4-3-45　右肺中叶错构瘤

A.肺窗;B.纵隔窗。右肺中叶内侧段胸膜下结节影,轮廓清楚,边缘光滑,密度均匀,其内前缘有浅分叶,术前诊断为肺癌。

病人大多有急性或慢性的肺部感染病史,约 1/3 的病人无临床症状,或症状甚轻微。多数仅有胸疼、胸闷、干咳,少数患者痰中带血丝,一般无发烧。

CT 表现:病灶多近肺边缘部,与胸膜紧贴或有粘连,呈圆形或卵圆形结节或肿块;直径多为 2～4cm;边缘清楚,锐利(图 4-3-47)。多无分叶,偶有小切迹,亦可呈不规则形,边缘较毛糙,肿块周围可有粗长条索血管纹理或棘状突起(图 4-3-48)。密度多数均匀,但个别病例可有钙化或发生空洞。较大的病灶可有空气支气管征。纵隔内多无淋巴结肿大,这一点有利良性病变的诊断。总之,本病在 CT 上具有良性病变的征象,但缺乏特征性表现。

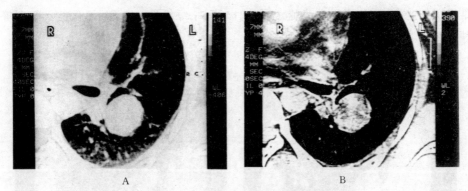

图 4-3-46　左下肺错构瘤

A.肺窗像;B.纵隔窗像。左下肺背段球形病变,轮廓清楚,边缘光滑无分叶,密度较低,CT值 90HU。

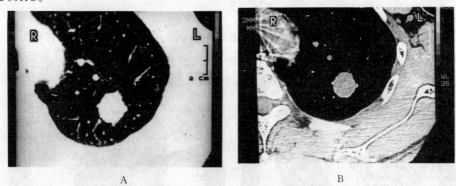

图 4-3-47　左上肺炎性假瘤

A.肺窗;B.纵隔窗。左上肺尖后段球形病变,轮廓清楚,边缘锐利,有浅分叶,密度均匀,手术病理证实为炎性假瘤。

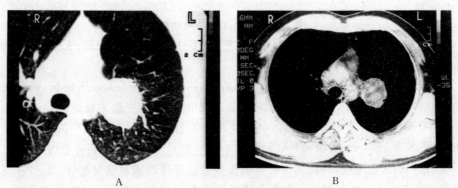

图 4-3-48　左上肺炎性假瘤

A.肺窗;B.纵隔窗。左上肺尖后段有一类圆形软组织密度肿块,约 4cm×4.5cm 大小,轮廓清楚,密度均匀,边缘欠光滑,有较粗大血管纹理。

四、肺转移瘤

CT 扫描能发现绝大多数直径在 2～3mm 以上的小结节,肺内结节只要大于相应部位的肺血管在 CT 上就能发现;30％的恶性肿瘤有肺部转移病变,而其中约有半数仅局限于肺部,胸部 X 线检查是转移瘤的重要检查手段,但其检出率远不如 CT,在常规 X 线平片上,许多直径 0.5～1.0cm 的结节不易发现,尤其是胸膜下、肺尖、膈肋角的病变。

肺部转移瘤可分为血行转移与淋巴路转移两种,可有以下几种表现:

1.两肺单发或多发结节或球形病灶

单个的肺内转移病变通常轮廓较清楚,比较光滑,但可有分叶征象(图 4-3-49),此与原发周围型肺癌鉴别较困难;一般来说,后者多有小棘状突起或锯齿征及细短毛刺。两肺多发结节病灶多分布在两肺中下部,边缘较清楚,呈软组织密度,病灶大小不一致,形态相似(图 4-3-50)。

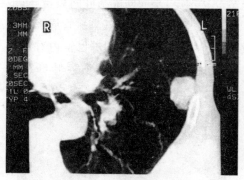

图 4-3-49　左上肺孤立性转移瘤

左上肺舌下段胸膜下类圆形结节,稍有浅分叶,边缘光滑,密度较均匀,手术病理证实为肾移行细胞癌肺转移。

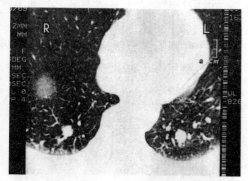

图 4-3-50　膀胱癌多发肺转移

男,67 岁;膀胱癌术后 7 年。两下肺后基底段各有一小结节病变,直径分别为 1.0cm 与 1.2cm,轮廓清楚,有浅分叶,经手术病理证实为膀胱癌肺转移。

2.两肺弥漫性粟粒样病变

直径为 2～4mm 的小结节,通常轮廓比较清楚,密度比较均匀。CT 能显示直径为 2mm 的胸膜下结节(图 4-3-51),其分布一般以中下肺野为多(图 4-3-52)。较多见于血供丰富的原发肿瘤,如肾癌、甲状腺癌和绒毛膜上皮癌等恶性肿瘤(图 4-3-53)。

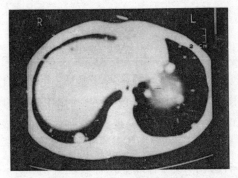

图 4－3－51　肝癌肺转移

　　两下肺多发性大小不等之结节状密度增高影,轮廓清楚,边缘光滑,直径在 0.3～1.8cm。

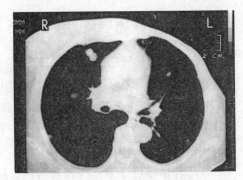

图 4－3－52　乳腺癌肺转移

　　左侧乳腺癌手术后 2 年,肺内与胸膜下多个大小不等的结节影,胸膜下结节影直径仅为 3mm。

　　3.癌性淋巴管炎表现

　　淋巴性转移 CT 表现为支气管血管束结节状增厚,小叶间隔与叶间裂增厚;多角形线影及弥漫网状阴影(图 4－3－54)。其病理基础是由于支气管血管周围的淋巴管、小叶间隔淋巴管、胸膜下淋巴管以及肺周围引向肺门周围的淋巴管内有癌结节沉积,继发淋巴管阻塞性水肿并扩张,导致间质性肺水肿及间质性肺纤维化所致。

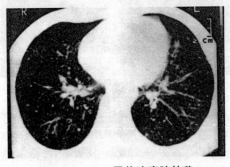

图 4－3－53　甲状腺癌肺转移

　　男,20 岁。右颈部肿物一年,活检为甲状腺癌;CT 示两肺野弥漫分布大小不等的粟粒状小结节影,以中下肺野为著,结节影密度较高,边缘清楚。

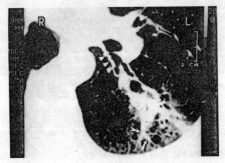

图 4－3－54　肺癌癌性淋巴管炎

　　左下肺背段空洞型腺癌,其周围主要是病变胸膜侧血管束呈结节状增厚(↑),支气管壁增厚(△△),肺纹理呈网格状改变。

　　淋巴转移呈多灶性,常侵犯一个肺叶或肺段,支气管束不规则增厚,可呈串珠状或结节状阴影。小叶中心结构的增厚可造成次肺小叶中心的蜘蛛样改变,靠近横膈处可获得小叶之横切面,呈现 1～2cm 直径的增厚的多角形结构,此外可见胸膜增厚及胸腔积液。

　　肿瘤的淋巴管播散多见于乳腺癌、胃癌、前列腺癌、胰腺癌和未知原发部位的腺癌,高分辨 CT 诊断淋巴管转移的准确性较高,可免去肺活检。

　　4.单发或多发空洞

　　肺转移瘤可呈单发或多发空洞影,一般转移瘤引起的单发空洞壁厚度不均,但有的较均匀,可误认为化脓性炎症和结核(图 4 - 3 - 55)。

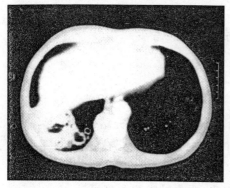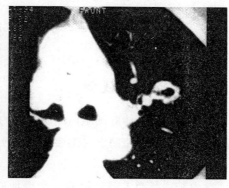

A　　　　　　　　　　　　　　B

图 4 - 3 - 55　肺转移瘤呈多发空洞

　　A.右下肺有一肿块,直径约 6.0cm,其密度不均,为周围型肺癌,肿块之内侧可见两个直径分别为 1.0cm 与 2.0cm 之小空洞,前者壁薄,厚度均匀,后者壁较厚,厚度不均。B.同一病例气管隆突下层面示左肺门外方有一空洞性病变壁厚且厚度不均。

第五章 肝胆疾病的CT诊断

第一节 肝弥漫性病变

一、肝的脂肪浸润

正常情况下人体肝细胞内脂肪含量约占5%，与细胞成分结合在一起，故不出现脂滴。当细胞内脂肪含量增多并有脂滴出现时，病理上称为脂肪变，CT影像学上称为肝的脂肪浸润。

肝的脂肪浸润主要是甘油三酯增加所致，严重时脂肪含量可达40%～50%。引起肝浸润的原因很多，主要是中毒、营养不良、酗酒、严重贫血、肥胖。肝的脂肪浸润是可逆的，即当病因解除后可恢复。至于严重的肝脏脂肪浸润能否导致肝硬化，目前尚不能确定。

CT表现

由于正常肝脏的密度在CT图像上可以有所差别，故在实际工作中常以肝与脾的密度作比较来判断肝的密度是否正常。一般认为未增强的肝密度比脾脏高8HU，而当肝出现脂肪浸润时，其密度低于脾脏。虽然在注射造影剂后，肝的密度都相应地增高，但由于脾比肝增高的更多，因此在增强后不能判断肝脏有无脂肪浸润。测量肝密度的绝对值对诊断肝脂肪浸润意义不大。

肝脂肪浸润时由于其密度减低，而大多数肝脏病变时其密度也是低的，常在0～30HU之间，故可由于病变密度与脂肪浸润肝的密度相似而造成诊断的困难，如扩张的胆管平扫时不易在脂肪肝上显示出来。肝脓肿，有些原发或继发性肿瘤也同样不能显示出来。

CT上肝的脂肪浸润可呈局灶性或弥漫性，对严重的弥漫脂肪浸润，CT平扫时，门静脉和肝静脉就可在弥漫性低密度的肝实质中呈现树枝状的高密度血管影，有助于诊断。如为此种改变，一般不需做增强扫描即可确诊。当病变是局灶时，常表现为一个肝叶、肝段的低密度影，这时出现肝实质中界限清楚的低密度影。增强扫描时低密度影中有血管走行和穿越,以及无肝脏轮廓改变都有助于肝脂肪浸润的诊断(图5-1-1)。一般来说,肝细胞癌可侵犯血管,其低密度影中的血管走行中断,以作鉴别,但偶尔也有癌肿围绕血管的例子,此时与肝脂肪浸润难以鉴别。肝脂肪浸润偶尔可呈现肝实质内某一局部或多个小结节灶,呈片状或小圆形均匀的低密度,此时很难与转移性肿瘤鉴别,常需行穿刺活检才能明确诊断。造成诊断困难的还可见于靠近镰状韧带的肝段出现密度增高影(与脂肪肝相比),称为肝岛。没有经验的 CT 医生往往容易将此误诊为病变。

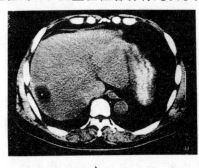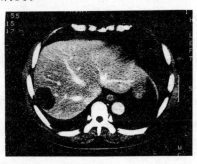

| A | B |

图 5-1-1 脂肪肝合并肝囊肿

A.平扫,肝右叶密度减低,CT 值 40HU。B.增强后右叶低密度影内见增强的血管影通过。

二、肝硬化

肝硬化是一种较常见的慢性、进行性肝脏疾病,是多种病因造成肝细胞损害后肝自身修复的结果。由于肝功能复杂,肝硬化时常伴有肝功能不全的众多临床表现。

(一)病理

肝硬化的病理改变虽然多种多样,但基本是由肝细胞坏死、结缔组织增多及肝细胞肥大再生这三个方面综合而成。随着病程的发展,病变由轻到重,最后全部肝脏的正常肝小叶结构被改建的假小叶、肝细胞再生结节和增生的结缔组织所取代,使肝脏萎缩变硬。

肝硬化的分类方法很多,从形态和病因结合上将肝硬化分为七类:①小结节型肝硬化;②大结节型肝硬化;③胆汁性肝硬化;④瘀血性肝硬化;⑤色素性肝硬化;⑥血吸虫病性肝硬化;⑦少见类型肝硬化。

小结节型肝硬化,常称为门脉性肝硬化。在我国主要由乙型肝炎所致,大体上表现为肝缩小,硬度增加,表面呈颗粒状隆起,包膜增厚,肝重减至 1000g 以下。

大结节型肝硬化,又称坏死后肝硬化。其结节大小不等,大的直径可在 5cm 以上,系由肝实质广泛坏死塌陷后纤维组织增生所致,多为亚急性重症肝炎后发展而来。

胆汁性肝硬化,是由各种原因所致胆汁瘀滞所致。大体上此型肝硬化的肝一般不缩小,有的反而增大,表面光滑或细颗粒状。

瘀血性肝硬化,又称心源性肝硬化。大体上肝较正常有所缩小,硬度增加,表面细颗粒状。

色素性肝硬化,形成机理尚未完全清楚。

其他少见的肝硬化,还有血吸虫性肝硬化、肝豆状核变性的肝硬化、先天性 α-抗胰蛋白酶缺乏症肝硬化等。

肝硬化可导致许多器官的继发改变,常见的有门静脉高压、脾肿大、胃肠道瘀血水肿、腹水、性激素代谢异常、胆汁排泄障碍、肝昏迷、肝脏肿瘤等。

(二)CT 表现

密度测量对肝硬化诊断帮助不大,因为肝硬化的病理基础是胶原纤维组织增生代替肝细胞,假小叶形成,所以在 CT 密度上可以相似。但偶有见到肝硬化时肝脏密度轻度增加。

肝硬化时 CT 表现上有意义的是肝脏轮廓、大小及肝实质的均质性三方面的变化。典型表现为肝脏缩小,结节状或锯齿状轮廓。在肝右叶缩小同时出现肝尾叶及左叶外侧段的增大。由于右叶和左叶内侧段的缩小,往往导致肝门及肝间隙的增加。由于肝硬化时脂肪含量增加随之可以出现密度减低。

肝硬化 CT 表现上还包括腹水、再生结节、门脉高压征象。虽然肝脏再生结节的密度与肝实质相同,但根据其轮廓不规则可做出诊断。偶尔在平扫时,再生结节的密度高于肝实质的密度(图 5-1-2)。当再生结节较大时则与肿瘤表现相似,在平扫时为低密度影,增强时表现为与肝实质相同的等密度。

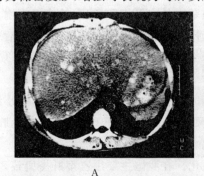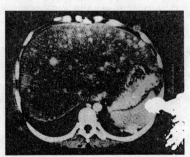

A　　　　　　　　　　　　B

图 5-1-2　肝硬化再生结节

A.平扫,肝增大,密度减低,其内可见多个大小不等的高密度结节影。B.注射造影剂后,肝内结节明显增强并增多。

　　肝硬化门脉高压在 CT 表现为脾大,门静脉系统血管增粗、迂曲。平扫时肝门、胃周围、食管下端贲门及脾门出现团块状软组织密度影,增强扫描时见到密度增高的血管影(图 5-1-3A、B)。另外,腹水很容易在 CT 上发现,表现为脏器与脏器间,脏器与腹壁之间的带状水样密度影(图 5-1-4)。

　　研究发现,肝硬化病人由于胆汁排泄障碍,常引起胆囊结石及慢性胆囊炎(图 5-1-5)。

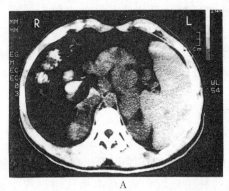
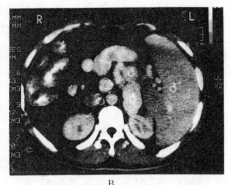

A　　　　　　　　　　　　　B

图 5-1-3　肝硬化脾大、脾静脉增粗呈瘤状

　　A.平扫,脾脏明显增大,脾门区可见多个结节影。B.增强扫描,脾门区结节影与血管呈一致性密度增高。

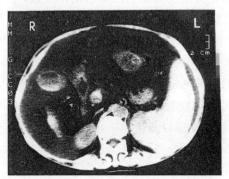
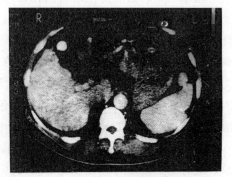

图 5-1-4　肝硬化腹腔大量腹水　　　　　**图 5-1-5　肝硬化合并胆囊结石**

胆囊内见一 1.2cm×1.2cm 大小致密影(▲)。

三、血色病

　　肝脏铁含量增加,导致肝细胞死亡,然后出现纤维组织增生,形成色素性肝硬化,此时称为血色病。血色病可分为原发和继发两种。原发者为一种铁代谢缺陷的遗传性疾病;继发者多见于严重的慢性贫血、肝硬化等。血色病的肝硬变过程长,门脉高压及腹水不常见,但继发肝细胞癌的几率可高达 25%。

CT 表现

由于血色病的要点是肝内铁含量增加,同时还可沉积于胰腺、心脏等器官,所以 CT 影像上可以清楚地显示肝实质的密度呈弥漫性均匀增高。原发性血色病可以表现为肝密度增高而脾密度不增高。继发性血色病由于铁主要沉积在肝、脾、骨髓的吞噬细胞内,故在肝密度增加的同时有脾密度的增加。

由于肝实质的密度弥漫增高,使门静脉和肝静脉呈现出分枝状血管影。在用 120KVP 扫描时,血色病人的肝脏密度可达 75～132HU。另外,血色病人其他许多器官可出现密度增高,如脾、胰腺、淋巴结、垂体、心脏、肾上腺、甲状腺和甲状旁腺等,这些都有助于血色病的诊断。当弥漫性高密度的肝实质中出现软组织密度的块影时首先应考虑为肿瘤的存在。

四、糖原沉积病

糖原沉积病为先天性常染色体隐性遗传性疾病,常在婴儿或儿童期发病,有家族性。糖代谢过程中不同环节的障碍引起各种糖原沉积病,是由糖代谢过程中不同酶的缺乏所引起,现已分出 0～XII 共 13 型糖原沉积病。

CT 表现

糖原沉积病虽然出生时就已存在,除IV型外其他类型要到儿童后期才发现,主要是肝增大和肝实质密度改变。一般以肝实质密度增高多见,但少数亦有密度减低。过多的糖原进入肝细胞后致肝实质的密度增加,CT 值达 55～90HU,与血色病时的肝脏密度相似。鉴别这两种病在临床上是十分容易的,虽然 CT 上都表现为高密度而不易鉴别,但如果采用双重能量 CT 可测定肝的高密度是铁还是糖原,因为在 80KVP 和 120KVP 比较时,血色病的肝密度变化大,而糖原沉积则对 CT 值影响不大。双重能量 CT 还可以对肝内糖原的量进行测定。

糖原沉积病时肝脏出现低密度是由于长期糖原沉积时出现肝脂肪浸润的缘故。这时的低密度可以是非均质的,其中散在灶性正常密度的肝实质,使得人们把这些正常的肝组织灶误认为占位性病变。CT 上还可以见到的征象有肾脏增大、肾皮质密度增高、脾大、肾结石、肝细胞腺瘤或癌。

五、肝的放射损伤

肝在接受放射治疗时,可出现肝细胞的放射性损伤,CT 影像上表现为局灶性低密度区,似地图样改变,边界清楚。一般在放射治疗后 2～6 周发生。常在放射剂量大于 35Gy 才出现。经 3～5 个月后,CT 影像上的低密度区才逐渐消失,CT

追随观察,损伤区可以是正常表现,也可以有萎缩性改变。放射损伤 CT 表现的病理基础是全小叶内充血,灶性出血,脂肪变,吞噬脂褐色的组织细胞浸润,静脉闭塞,造成照射区组织内水分增加,有人认为 CT 上低密度区主要是血管充血所致,注射造影剂后,低密度区可见增强表现。

六、其他弥漫性病变

可以引起肝密度弥漫性增高的其他病变可见于:①曾用过钍造影剂;②乙胺碘呋酮中毒;③治疗类风湿性关节炎时曾用过金属制剂;④顺铂治疗;⑤Wilsen 病,有报道认为 Wilsen 病肝密度有增加,但认为其 CT 值仍在正常范围内。Wilsen 病肝可出现不均匀的结节改变,但对于诊断 Wilsen 病无特异性。

第二节　肝囊肿

肝囊肿也称单纯肝囊肿或胆管囊肿,为胆管上皮发育异常所致。好发于 40~70 岁,女性较多见。一般无症状,病变严重或合并出血、破裂及感染时,出现腹块、腹痛、黄疸、发热等。

一、诊断要点

(1)肝包膜下多见,一般为数毫米至 10cm。

(2)类圆形边界清楚、锐利的水密度影(图 5-2-1A),偶见出血,一般无钙化与分隔。

(3)增强扫描无强化(图 5-2-1B)。

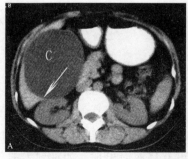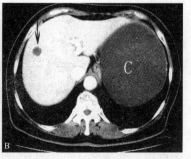

图 5-2-1　肝囊肿

A.女,48 岁。肝 Ⅴ 段巨大类圆形低密度影(C),CT 值 4HU,边界清楚锐利,与肝实质交界呈鸟嘴状(白箭)。B.女,71 岁。门静脉期,左半肝见一巨大外生性低密度、无强化影(C),肝 Ⅷ 段另见一小圆形影(黑箭)。

二、特别提醒

需与其他囊性病变，如肿瘤囊变与坏死、胆管囊腺瘤或癌、不典型血管瘤、脓肿、棘球蚴病等鉴别。

第三节　肝脓肿及感染性疾病

细菌性感染引起的肝脓肿，临床上主要表现为发热、右上腹痛，有时出现肝肿大，少数病人出现黄疸。患者以50岁以上成人为多，男女无差别，90%以上表现为多发性，左右两叶均可分布，这与阿米巴肝脓肿绝大多数为单发及位于右叶不同。

一、细菌性肝脓肿

(一)病理

病原体主要是大肠杆菌、金黄色葡萄球菌。细菌性肝脓肿按感染途径可分为三种：

1.门静脉炎性肝脓肿

这种肝脓肿的原发灶在门静脉系所属的器官，最多见者为化脓性阑尾炎及肠溃疡，细菌经门静脉进入肝，引起门静脉血栓性静脉炎，继而导致化脓性炎，最后脓肿形成。起初为多数小脓肿，渐渐聚积或呈分叶状，最后融合成较大的脓肿灶。

2.胆管炎性肝脓肿

多为胆石症或化脓性胆囊炎时细菌上行性感染肝内胆管系统所致。

3.肝动脉性肝脓肿

此乃全身性败血症或脓毒血症时血循环中的细菌栓子由肝动脉带入肝脏所致，多见于细菌性心内膜炎。

(二)CT表现

细菌性肝脓肿CT表现较有特征性，诊断的准确性95%～98%。典型的CT表现为平扫时肝内低密度块影，其CT值2～36HU，这是因为肝脓肿内的液体可以是稀薄或黏稠所致。低密度块影中出现气体是有决定性诊断意义的，但仅有20%的病例出现。气体多呈小气泡状，也可有气液面出现。如见到大的气液面时提示肝脓肿与胃肠道相通。脓肿的中央可以是单腔，也可以是多腔。即使是多腔性的，其腔与腔之间也是互相交通的，因而经皮引流与单腔性的效果是一样满意的，有报道在13例肝脓肿的经皮引流中11例获得成功。由于脓肿壁为肉芽组织，故在增强扫描时可见到比周围肝实质密度增高的环状密度增高影,约 30% 的病例可出现这种脓肿壁的增强环。

肝脏细菌性脓肿的 CT 诊断,除见到气体影是一特异性征象外,其他表现是非特异性的,需结合临床病史,必要时经皮穿刺活检方能确诊。

二、霉菌性肝脓肿

肝脏的霉菌感染十分少见,已报道的有放线菌、念珠菌和曲菌。

(一)病理

肝的放线菌感染多为阑尾或大肠的放线菌病沿门静脉入侵肝脏而来。念珠菌和曲菌则多为血液系统恶性肿瘤经大剂量放疗后导致免疫抑制后发生的全身性霉菌感染在肝的表现。霉菌性肝脓肿为多发性,病灶大小不等。肉芽肿为该病的基本病理改变,脓肿壁组织细胞、淋巴细胞浸润比细菌性肝脓肿明显,故脓肿壁较厚,脓腔不大,病程较长,可有瘢痕形成。

(二)CT 表现

霉菌性肝脓肿的典型 CT 表现为肝实质内多数散在的小圆形低密度影。注射造影剂后大多数病灶无增强,少数病灶则有一定程度的边缘增强。偶尔在低密度病灶的中心见到高密度影,可能是脓肿内的霉菌丝积聚所致,因为霉菌性肝脓肿病灶小,变化多,所以必须进行平扫和增强。已经发现,即使已经有活检证实的肝霉菌性脓肿,CT 或超声都未能得到影像学诊断的例子,因此当临床高度怀疑霉菌感染时,即使 CT 未能发现,亦不能排除霉菌性脓肿的诊断,而应进一步检查以获得组织学证实。

霉菌性脓肿应与转移性肿瘤和细菌性脓肿鉴别。对于与转移性肿瘤鉴别,尚缺乏有力的鉴别点,但 CT 检查可用于抗霉菌治疗前后的疗效评价。治疗有效时表现为肝内病灶数目减少,病变缩小,最后病变全部消失。但在治疗中病灶变化不大也不能认为治疗无效,因为即使霉菌杀死,无病原体感染时,其基础病理改变是肉芽肿性病变,此种改变可持续很长时间,也可在痊愈时出现坏死,这一点是霉菌性脓肿与细菌性肝脓肿所不同的。

三、阿米巴性肝脓肿

溶组织阿米巴滋养体从肠溃疡处侵入肠壁小血管,随血液进入门静脉到达肝内繁殖,破坏肝组织后形成阿米巴性肝脓肿。临床以 50 岁以下男性多见,约半数病人可追问到数周或数月前有阿米巴痢疾史。

（一）病理

阿米巴性肝脓肿多位于右叶后上部，单发，大小不等，内壁高低不平，如破棉絮样，腔内充满褐色浓稠坏死物和尚未完全液化的坏死组织，以及血管和胆管等结构。

（二）CT 表现

阿米巴肝脓肿 CT 上表现多种多样，多为界限清楚的圆形或卵圆形低密度影，其中央可见密度更低影，CT 值 10～20HU。平扫时周边密度稍高于中心，呈环状，注射造影剂后，周边密度可明显增高，病灶可以是单囊或多囊，周边呈结节状。如继发细菌感染，则可在囊内见到气体。

虽然阿米巴性肝脓肿 CT 上缺乏特征性的表现，但如果结合病史及超声检查，诊断的准确率可达 100%。因此，当 CT 怀疑本病时，应结合超声检查结果明确诊断。

四、肝包虫病

棘球绦虫的蚴虫（又称包虫）在肝内寄生引起肝包虫病。棘球绦虫有数种，感染人体肝脏者为细粒棘球幼虫和泡状棘球幼虫。成虫寄生于犬、狼、狐的小肠内，虫卵随粪便排出后污染水源或蔬菜，人吞食虫卵后在小肠孵化成幼虫，钻入肠壁血管到达肝脏。

（一）病理

细粒棘球蚴病一般以肝右叶为多，左叶少见（约 4∶1），可为单发性，但多数为 2～3 个囊腔形成。囊壁有两层结构，外层为肝组织中纤维组织增生形成包绕的纤维性囊壁，厚 3～5mm，内层为幼虫本体的生发层的角质层形成，呈白色半透明的胶样膜。囊内蚴虫大都死亡，仅为无色澄清液体充填。如发生继发感染，可与肝细菌性肝脓肿相似。

泡状棘球蚴病在肝内形成无数细小囊泡，聚积而似海绵状，边缘不整，无完整的角质层和纤维包绕，小囊泡内充以胶状液。当肝门淋巴结内有感染时，可酷似肝细胞癌伴肝门淋巴结转移。

（二）CT 表现

细粒棘球蚴病呈现单房或多房的界限清楚的囊肿，囊壁一般不厚。在外周及中央分隔中可见钙化。即使囊壁没有钙化，密度也比较高，并有对比增强。有时可在大囊腔内见到子囊的分隔，一般子囊位于大囊的一侧壁上，而且子囊的密度比大囊低，这一点对于鉴别诊断有意义。有时子囊也可以游离于大囊内，故当病人变换体位时,子囊的位置也相应有改变,这一点在诊断上是十分有意义的。当发生感染时囊壁的界限变得不清楚,囊内可出现空气,囊内密度增加。当然有时未见感染仅有囊肿破裂时,上述改变也可以出现,故当囊壁界限不清,囊内密度增加等出现时不一定是有感染存在。

泡状棘球蚴病的特征改变是地图状浸润的低密度影,病灶界限不清,包膜不明显,CT 值 14～40HU,病灶为实性而非囊性。注射造影剂后无增强。可见到不规则的或结节状钙化,而不像细粒棘球蚴时的包膜环状钙化。病变还可扩展到腹壁、膈、肝门,因此很像肝脏的浸润性肿瘤。有学者曾遇到一例,术前 CT 表现考虑为肝细胞癌,术后病理诊断才得以证实。

五、肝血吸虫病

我国流行的血吸虫病为日本血吸虫,引起肝脏病变主要是肝急性血吸虫病和肝慢性血吸虫病。急性者除肝脏大外 CT 上无特征性表现。慢性者由于门静脉分支内的虫体,以及随门静脉血流入肝的虫卵不久后死亡,卵壳发生钙化、硬化,因而在 CT 上,特征性表现为肝包膜下及肝门部的虫卵钙化,可呈晶格状。由于肝门纤维组织增生,肝细胞萎缩,肝门脂肪组织增多,CT 上表现为肝门周围的脂肪影扩大,慢性肝血吸虫病可引起胆管细胞癌,故当诊断有血吸虫病时,应警惕有无癌肿发生。

六、其他肝内感染

文献中曾有肝片虫病的报道,肝片虫病在我国十分罕见,仅有几例报道。CT 上呈结节状或扭曲的低密度影,有的可呈分支状,在动态增强扫描时表现较明显。这种表现并非肝片虫病所特有,可类似于肝肿瘤伴坏死或肝脓肿。

肝猪囊虫病:猪囊虫病亦称囊尾蚴病,是由猪肉绦虫的囊尾蚴寄生于人体引起的一种寄生虫病,在我国各地均有分布,以北方各省区多见。在人体内,主要分布于皮下肌肉内及脑内,少见于眼内、肺、心肌与肝。大体上为圆形结节,中心为蚴虫及少许液体,囊壁为肉芽组织及炎症反应。一般大小 0.5～2.5cm,可多发。

肝结核:多为血行播散而致,临床上主要分为两型,一种是全身粟粒型结核的一部分,在肝内亦呈粟粒状分布,病灶弥漫且小,多在 2mm 以内;另一种是重症肺结核播散至肝内形成结核结节,这种肝结核病灶数目少,直径可达数厘米。病理上均为结核性肉芽肿,中心有干酪样坏死,周边为炎症反应。

第四节　胆系疾病

一、胆总管囊肿

胆总管囊肿为胆管囊状或瘤样扩张，属胆管板发育异常，胆总管最常见，有多种分型方法，以 Todani 法最常用。Ⅰ型，肝外胆管扩张，占绝大多数（80％～90％）；Ⅱ型，肝外十二指肠上段胆管扩张；Ⅲ型，十二指肠壁内段扩张，也称胆管憩室；Ⅳa 型，肝内胆管梭形或囊状扩张；Ⅳb 型，肝外胆管多发囊肿；Ⅴ型，即 Caroli 畸形。本病多于 10 岁前就诊，女性为男性的 4 倍，特征性表现为右上腹肿块、黄疸、发热。

（一）诊断要点

平扫为胆管走行部位囊状影（图 5-4-1A），增强扫描无强化。

（二）特别提醒

（1）冠状 MPR 有助于观察病变范围及大体形态（图 5-4-1B），MRCP 显示更佳。

（2）主要需与其他胆管板畸形鉴别。

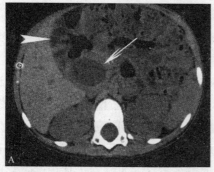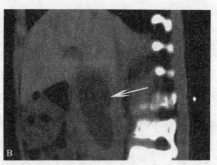

图 5-4-1　胆总管囊肿（Todani Ⅰ型）

女，2 岁。胰头及其上方水平胆总管囊状扩张（白箭），白箭头示胆囊。

二、胆囊发育异常

胆囊来自于前肠末端，其发育异常包括数目、形态、位置、附着等异常，以异位、分裂、阙如、分隔等多见。

（一）诊断要点

（1）胆囊异位多位于肝内，也可一部分发育不良而移位（图 5-4-2A）。

(2)胆囊阙如时 CT 检查无胆囊影(图 5 - 4 - 2B)。

(3)胆囊分隔表现为胆囊内软组织分隔影。

(4)双胆囊可各具一个胆囊管,也可一个胆囊汇入另一个胆囊。

(二)特别提醒

胆囊发育异常需与手术、肝硬化、胆囊炎等所致胆囊改变鉴别。

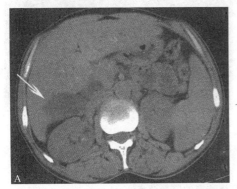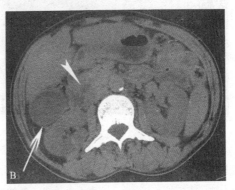

图 5 - 4 - 2　胆囊发育异常(胆囊异位)

男,58 岁。胆囊位于肝Ⅵ段后内侧(A.白短箭;B.白箭和白箭头),胆囊区无胆囊结构,胆总管轻度扩张(胆管囊肿)。

三、Caroli 病

Caroli 病也称胆管交通性海绵状扩张,属于胆管板畸形,为常染色体隐性遗传所致胚胎性胆管结构持续存在,根据是否合并纤维化分为单纯型与门静脉周围纤维化两型。多见于儿童及青少年,临床表现为腹痛、黄疸、发热、肝大、肝硬化等。

(一)诊断要点

(1)肝内胆管扩张呈圆形及条状低密度影,内部可见结石;合并肝硬化与门静脉高压征象。

(2)增强扫描显示低密度区内圆点状强化,即中央圆点征(图 5 - 4 - 3A、B),胆管壁增厚及强化。

(二)特别提醒

(1)MPR 及 MRCP 有助于显示病变与胆管相通。

(2)需与其他肝内胆管扩张的疾病,如胆管结石合并胆管炎、原发性硬化性胆管炎、化脓性胆管炎、多囊肝等,以及其他胆管板畸形相鉴别(表 5 - 4 - 1)。

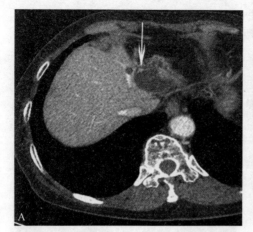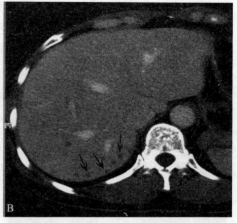

图 5-4-3 Caroli 病

A.女,70 岁。左半肝多个囊状扩张的胆管影,内见强化的血管影(白箭)。B.女,50 岁。右半肝多发低密度结节,内见点状强化(黑箭)。

表 5-4-1 各种胆管板畸形的鉴别要点

疾病	病理学特点	临床特点	影像学特点
先天性肝纤维化	迷走小叶间胆管异常增殖,胆管与门静脉分支周围不同程度纤维化,肝周边部汇管区三联结构迂曲及不规则	幼儿期至 60 岁均可出现症状,临床表现与年龄和肾病变有关,包括肝大、脾大、门静脉高压,以及其他并发症	左叶内侧段正常或肥大,左外侧段肥大,右半肝萎缩,门静脉高压,脾大,合并胆管错构瘤等
胆管错构瘤	胚胎晚期小胆管发育时胆管板重构过程中断形成的小叶间胆管畸形	易见于老年,女性为男性 3 倍。常为偶然发现,合并其他胆管板畸形	囊或实性,或伴胆管明显扩张,小如针尖,部分边缘强化
常染色体显性遗传性多囊肝病	常染色体显性遗传,伴肾囊性病变,也可伴胰腺、卵巢、脾等处囊肿	肝大,偶可进展为纤维化、门静脉高压及肝衰竭	遍及全肝含液囊肿,肾囊性病变,可并发感染、胆管受压等
大胆管囊肿	可能是胆管板畸形或胰胆管合流异常所致	女性多见,腹痛、黄疸或腹区肿块,易恶变	大小 1～10cm,按形态分为 Todani Ⅰ～Ⅴ型

续表

疾病	病理学特点	临床特点	影像学特点
Caroli 病	胚胎时期胆管板重塑停止，扩张胆管内见中央纤维血管	肝内胆管迂曲、扩张，伴炎症及纤维化，可伴肾囊性病变、感染及结石、门静脉高压，7%并发胆管癌	肝内胆管非梗阻性扩张，特征为中心圆点征，其他包括胆管炎、肝硬化征象

四、胆囊结石

胆囊结石是我国常见病，多见于女性，与多种因素有关，但最重要者为家族史及肥胖。病理学上结石为胆固醇或胆固醇为主的混合结石。少数无症状，但更多患者表现为上腹不适、疼痛、黄疸，甚至继发胆囊癌。

（一）诊断要点

（1）CT 平扫密度差异很大，与成分有关。

（2）混合型结石或胆红素为主的结石常见钙化，形态不规则，中央为低密度，多发者充满胆囊时呈典型的"石榴子"状，也可为年轮状、不规则形。

（3）胆固醇结石为低密度，CT 值低于水密度。

（二）特别提醒

（1）CT 对等密度及泥沙样结石不敏感。

（2）超声为首选检查，MRI 具有补充作用。

五、肝内胆管结石

肝内胆管结石为左、右肝管汇合点以上的结石，可合并胆囊及肝外胆管结石，以胆色素为主要成分。常与胆系感染、寄生虫病及胆汁瘀积有关。临床表现为上腹区不适，但常因继发感染（胆管炎及肝脓肿）就诊。影像学是诊断及引导治疗的重要手段。

（一）诊断要点

（1）肝内胆管单发或多发结节状高密度影，边界清楚或模糊。

（2）伴肝内胆管扩张、局部肝萎缩。

（3）合并感染时可见胆管壁增厚及强化，肝脓肿表现为局部低密度灶及环状强化。

（二）特别提醒

可为等密度或稍低密度，MRI 检查显示较好。

六、胆总管结石

胆总管结石为胆系结石最常见的部位之一，结石直径 1～15mm，以胆色素为主。可原发于胆总管，也可为胆囊结石下移所致，95％胆总管结石合并胆囊结石。主要临床表现为右上腹痛、黄疸、发热、胰腺炎等。

（一）诊断要点

（1）平扫密度可从低于水密度到钙化样高密度，混合结石可为分层或"牛眼"状，结石周围常见环状或新月形水样密度环绕（图 5－4－4A、B），胆固醇结石为等密度。

（2）局部胆管杯口状截断，病变以上胆管扩张，可合并胆管炎征象。

（二）特别提醒

（1）诊断时需排除其他原因的胆管梗阻。

（2）MRCP 对 CT 阴性的结石显示更好。

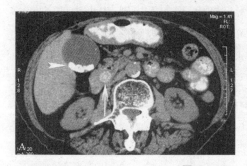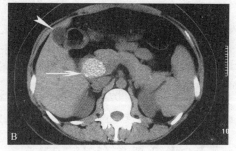

图 5－4－4　胆总管结石

A.女,76 岁。胆总管下端分层状高密度影（白箭），周围轻度低密度影环绕，胆囊内多发高密度影（白箭头）。B.女,35 岁。胆总管下端石榴子状高密度影（白箭），胆囊壁增厚及点状稍高密度影（白箭头）。

七、胆囊炎

胆囊炎可伴或不伴胆囊结石（结石嵌顿），其他病因包括缺血、继发炎症或感染。

（一）诊断要点

（1）胆囊增大，横径＞5cm，胆囊张力增高，有时囊内见气体。

（2）胆囊壁增厚，周围脂肪密度增高，也可合并大网膜炎性改变。

（3）合并的结石位于胆囊颈或胆囊管。

（4）增强扫描胆囊壁强化。

（二）特别提醒

重症患者胆囊壁可穿孔，其周围脂肪病变有提示作用。

八、胆 管 炎

胆管炎为感染、寄生虫、缺血、化疗、自身免疫性等因素的肝内外胆管炎性病变，其中复发性化脓性胆管炎为急腹症之一。病理上胆管壁增厚及纤维化、炎性细胞浸润。临床表现为感染症状、黄疸、右上腹痛、其他自身免疫性疾病。

（一）诊断要点

（1）平扫显示胆管扩张、胆管壁增厚，可合并结石，晚期见胆源性肝硬化征象。

（2）胆管壁增厚、强化（图 5-4-5A、B、C）。

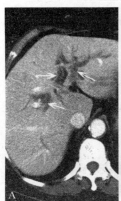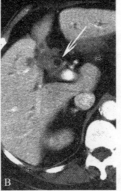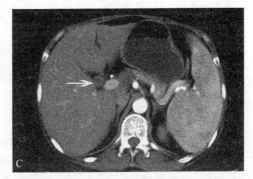

图 5-4-5　胆管炎

女，72 岁。A、B.肝内外胆管扩张，管壁增厚及强化（A.3 个白箭；B.白箭），胆总管下端结石（未列出）；C.自身免疫性肝炎与胆管炎，肝门及肝外胆管壁弥漫增厚及强化（白箭）。

（3）原发性硬化性胆管炎以 MRCP 及 ERCP 显示更好，呈枯枝状。

（二）特别提醒

需与硬化性胆管癌等鉴别（表 5-4-2）。

表 5 - 4 - 2　胆管炎与其他胆管梗阻的鉴别要点

疾病	临床病理特点	形态特点	CT 增强
胆管癌	硬化性者可进展缓慢，表现为进行性加重的无痛性黄疸	胆管狭窄或梗阻为不规则突然终止，可见胆管内肿块	胆管偏心性增厚、强化或见肿块，延迟强化
壶腹癌	早期出现黄疸	胆管与胰管均扩张（双管征），梗阻端见结节状软组织肿物	轻度、不均匀强化，低张及饮大量清水后增强效果更佳
慢性胰腺炎	有胰腺炎病史，可见胰管扩张、钙化	胰腺段胆总管狭窄	胆管壁无强化
壶腹部狭窄	可为十二指肠乳头炎等所致	胆管及胰管轻度扩张，无肿块或充盈缺损	无强化肿物
原发性硬化性胆管炎	为胆管炎的一种，有胰腺、肝或肠管等自身免疫性疾病	胆总管均受累，肝内胆管大部受侵，呈狭窄与扩张交替	胆管壁环形强化
胆总管结石	可合并胆管炎，临床表现为黄疸与腹痛	梗阻端呈杯口状、局部可见结石	梗阻以上胆管壁轻度增厚及强化

九、胆囊癌

胆囊癌是来自胆囊黏膜的恶性肿瘤。多见于胆囊底部与体部，偶发生于胆囊管。病理学上 90％为腺癌，其余为鳞状细胞癌与未分化癌。临床表现为黄疸、右上腹痛、体重下降等。

(一)诊断要点

(1)肿瘤表现为三种类型：局限性息肉状隆起、胆囊壁弥漫性增厚、胆囊区较大肿物，可合并胆囊结石与瓷胆囊。

(2)侵犯胆囊窝、肝门、邻近肝实质，并可出现淋巴结转移，甚至侵犯十二指肠、胃、胰腺、胆管、右肾。

(3)增强扫描实性部分轻中度强化。

(二)特别提醒

鉴别诊断包括胆囊其他隆起性病变(表 5 - 4 - 3)。

表 5 - 4 - 3　胆囊癌与胆囊其他隆起性病变的鉴别要点

疾病	临床病理特点	形态特点	CT 增强
胆囊癌	腺癌最常见。右上腹疼痛、黄疸等	体部与底部最常见,呈胆囊壁增厚或向腔内突出的肿块,或局部弥漫性肿物	轻中度均匀或不均匀强化,增强扫描易于显示周围结构受侵
胆囊息肉	常小于 1cm,多无症状	胆囊内轻度隆起性软组织密度影	强化不明显
胆囊腺肌症	常位于胆囊底	胆囊底或体部局限性或弥漫性增厚,合并胆囊结石与胆囊炎,其内部胆固醇呈低密度	轻度强化
胆囊炎	多合并胆囊结石	胆囊壁增厚,周围脂肪间隙密度增高	胆囊壁弥漫性轻度强化
胆囊转移瘤	来自黑色素瘤或肝恶性肿瘤直接侵犯	胆囊区肿块,伴淋巴结大	不同程度强化

十、胆囊腺肌症

胆囊腺肌症较常见,也称胆囊腺肌瘤病,特点为胆囊黏膜腺体与肌层增生,黏膜伸入肌层,形成特征性的 Rokitansky - Aschoff 窦。可能与感染、结石、胆囊管先天性异常、胆囊动力障碍等有关。临床表现无特异性,包括食欲缺乏、右上腹不适及隐痛等。

(一)诊断要点

(1)根据累及范围及形态分为弥漫型、节段型与基底部型。

(2)平扫胆囊壁弥漫性或局限性增厚,有时显示壁内憩室,可合并结石。

(3)局部较明显强化。

(二)特别提醒

本病与胆囊癌及慢性胆囊炎难以鉴别。

十一、胆总管癌

胆总管癌为胆管癌中最常见的一种病变。病理学上可累及胆总管全周,也可形成局限性小肿块,腺癌占绝大多数。临床特点为见于中老年患者,男性较多见,表现为上腹隐痛及进行性加重的阻塞性黄疸。

（一）诊断要点

（1）胆总管局部管壁增厚，胆管梗阻处呈截断状或鼠尾状，病变以上胆管扩张，其中肝内胆管扩张呈"软藤"状。

（2）增强扫描呈环周或结节状强化（图5-4-6A、B）。

（二）特别提醒

（1）主要需与胆管炎及等密度结石鉴别。

（2）早期诊断需采用增强及薄层扫描。

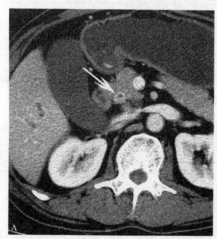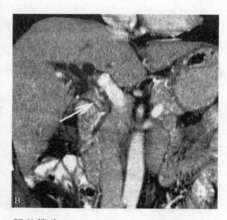

图5-4-6 胆总管癌

A.女，60岁。轴位增强扫描，胆总管下端明显增厚及强化（白箭），肝内胆管扩张。B.男，58岁。增强扫描冠状位MPR，胆总管局限性增厚及强化（白箭），肝门胆管扩张。

十二、Klastkin 瘤

Klastkin瘤即肝门部胆管癌，为胆管癌好发病变之一，约占50％。临床表现为黄疸、上腹隐痛等症状，好发于60～70岁，男性较多见。

（一）诊断要点

（1）平扫表现为肝门区，即左、右肝管汇合处结节状软组织肿块，有时呈星状，肿块远侧胆管扩张，具有提示作用（图5-4-7A）。

（2）增强扫描动脉期轻度强化，延迟期持续强化（图5-4-7B）。

（3）门静脉受压及淋巴结转移。

（二）特别提醒

瘤变较小时易漏诊，需行薄层增强扫描观察。

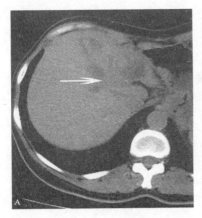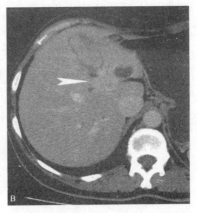

图 5-4-7　Klastkin 瘤

女,45 岁。A.平扫示肝门区稍低密度肿块(白箭),肝内胆管扩张,左半肝显著;B.增强扫描平衡期,肝门部周围明显强化(白短箭头)。

十三、壶腹癌

壶腹癌是起源于 Vater 壶腹黏膜上皮的恶性肿瘤。病理学分为肠型与胰胆管型,呈浸润性生长。临床表现包括黄疸、体重下降、背痛等,好发于老年男性。

(一)诊断要点

(1)壶腹部软组织肿块或结节,胆总管与胰管扩张(双管征)(图 5-4-8A)。

(2)肿块轻度强化(图 5-4-8B),但低于胰腺实质。

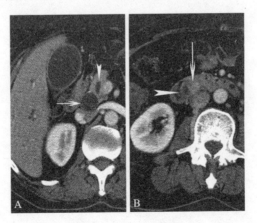

图 5-4-8　壶腹癌

男,67 岁。A.胆总管(白箭)与胰管(白箭头)均扩张,肝内胆管扩张,胆囊增大;B.壶腹部结节状强化影(白箭),十二指肠乳头稍增大(白箭头)。

（3）晚期可出现淋巴结及肝转移。

（二）特别提醒

（1）低张及口服清水后增强扫描能更好地显示病变。

（2）主要鉴别诊断是胆总管下端癌、胰头癌、十二指肠癌。

参 考 文 献

[1]李建军.实用临床 CT 影像诊断学[M].长春:吉林科学技术出版社,2016.

[2]吕国义,彭俊红.X 线读片指南[M].北京:北京大学医学出版社,2016.

[3]缪飞,钟捷.小肠影像学诊断图谱:X 线、CT、MRI、内镜[M].上海:上海科学技术出版社,2015.

[4]全冠民,张继,王振常.全身 CT 诊断必读[M].北京:人民军医出版社,2015.

[5]王书轩,范国光.CT 读片指南[M].北京:化学工业出版社,2013.

[6]王书轩,范国光.X 线读片指南[M].北京:化学工业出版社,2013.

[7]伍筱梅,宋玉全,何建勋.现代数字化 X 线摄影技术学[M].北京:北京理工大学出版社,2013.

[8]许乙凯,吴元魁,吕国士.CT 诊断与鉴别诊断手册[M].北京:北京大学医学出版社,2017.

[9]安继斌.胸部 CT 在 COPD 合并肺动脉高压分级中的诊断价值[J].临床医学研究与实践,2018,3(11):149—150.

[10]陈林.胸部 CT 在肺炎诊断中的应用价值[J].当代医学,2015,21(28):24—25.

[11]陈文龙.胸部 CT 体检对乳腺癌临床早期诊断价值[J].当代医学,2016,22(35):22—23.

[12]李一鸣,黄旭红.颈椎病的临床及 X 线诊断分析[J].当代医学,2012,18(21):77—78.

[13]谢雁,赵书臣,王守海,等.CT 与 X 线诊断肠梗阻的临床价值探讨[J].现代生物医学进展,2014,14(24):4731—4733.

[14]张志飞.CT 和 X 线诊断肺结核的效果对比[J].临床医药文献电子杂志,2017,4(54):10612—10613.

[15]周业正,韩月东,任方远,等.胸部 CT 诊断乳腺病变的价值[J].西北国防医学杂志,2015,36(03):167—170.